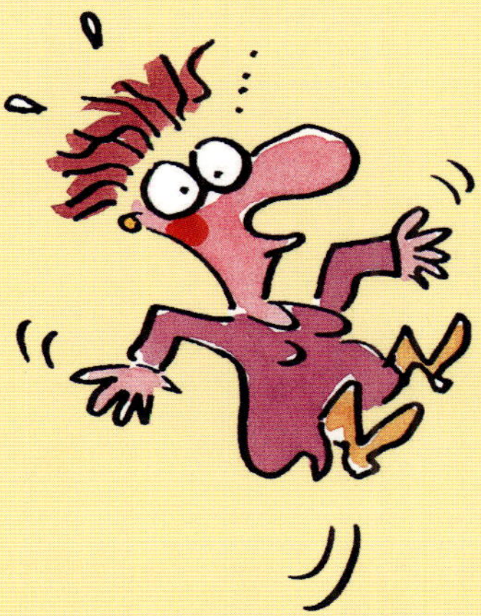

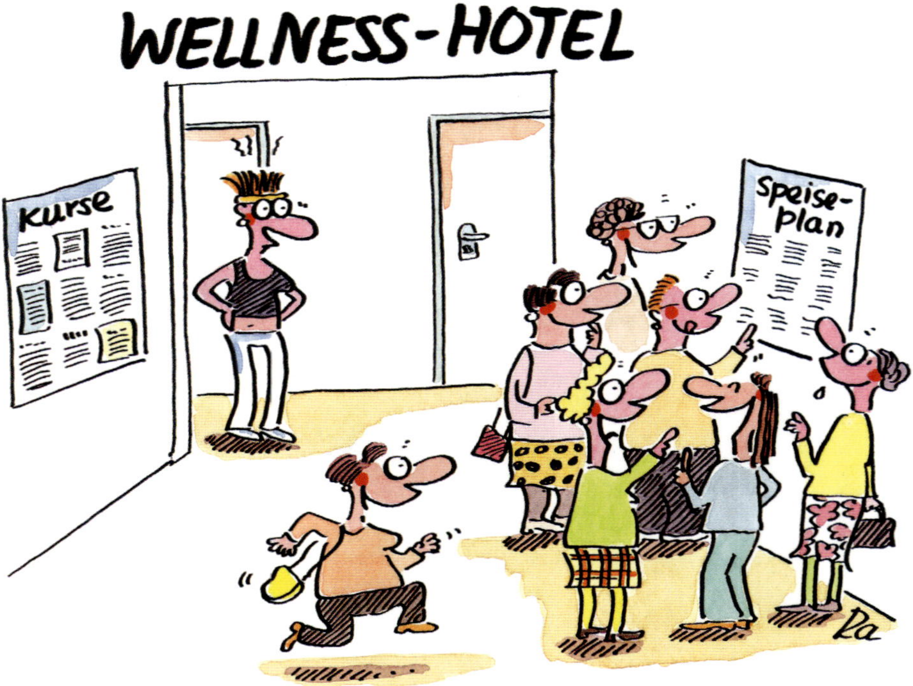
WELLNESS-HOTEL
Kurse
Speise-
plan
Ra

Renate Alf

WUNDERBARE WECHSELJAHRE!

Lappan

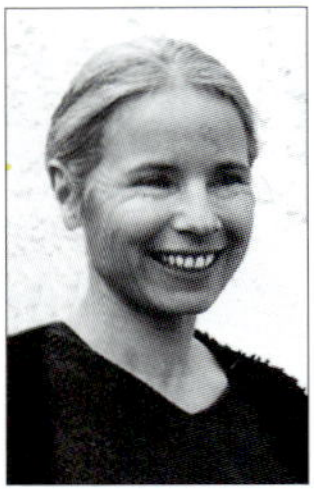

Renate Alf

Geboren 1956 in Göttingen. Ausbildung als Lehrerin für Biologie und Französisch. Dann doch lieber Cartoons gezeichnet. Veröffentlichungen in *Brigitte, Natur, Eltern*. Zahlreiche Cartoonbände, u.a. *Cartoons für ErzieherInnen* und *Vom Kinde verdreht!*. Bei Lappan gab es bislang *„Höchst erfräulich"*, *„Ich, Jane!"* und *„Auf die Plätze vierzig los!"*

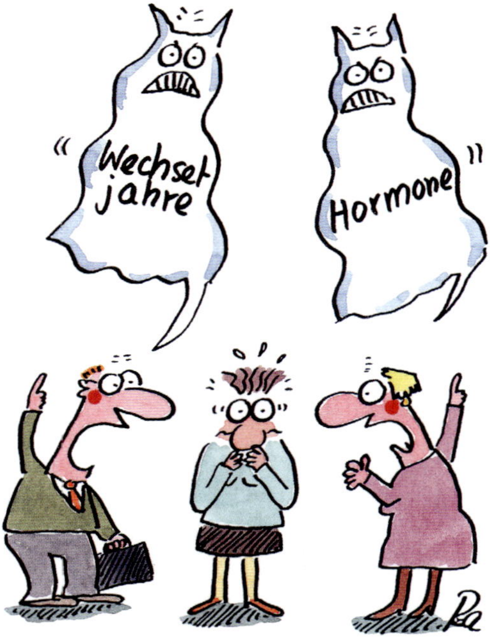

Postfach 3407 · 26024 Oldenburg
www.lappan.de · info@lappan.de
Druck und Bindung: Leo Paper Products, Hong Kong
Printed in China
ISBN 3-8303-3120-7

Inhalt

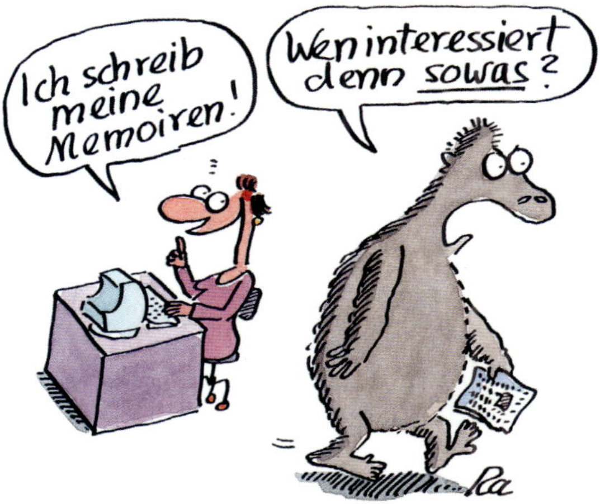

Frau Dürer, Sophia und ich

In letzter Zeit lese ich dauernd, dass ich eigentlich schon tot sein müsste. Wechseljahre und die Zeit danach gab es früher gar nicht, weil die Frauen spätestens mit 38 starben. Ebenso wenig gab es deshalb die ganzen Altersgebrechen, mit denen wir uns heute herumschlagen.

Die Östrogenarmut der heutigen Alten, heißt es, ist ganz und gar unnatürlich und muss dringend durch eine regelmäßige Hormonzufuhr rückgängig gemacht werden. Wer in früheren Zeiten versehentlich doch in die Postmenopause geriet, war dumm dran, weil es diese Segnungen damals noch nicht gab.

Dürers Mutter zum Beispiel war 63, als er sie malte. Heute, 500 Jahre später, kam jemand auf die geniale Idee, die betagte Greisin neben der gleichaltrigen Sophia Loren abzubilden. Frappierend! Frau Dürer nämlich sieht zwanzig Jahre älter aus, als sie ist, Frau Loren hingegen dreißig Jahre jünger!

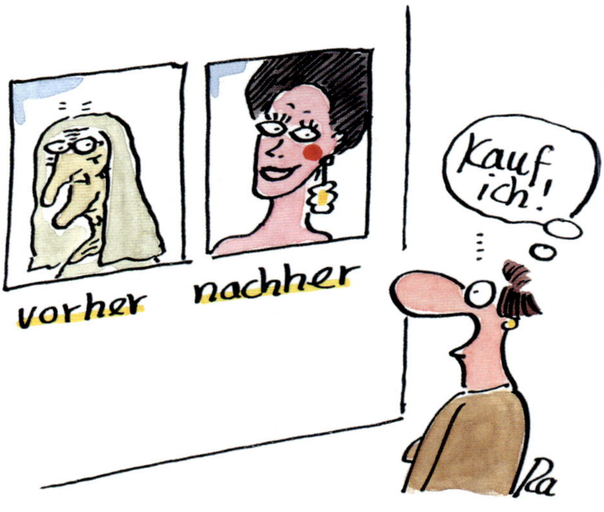

Das Doppelbild wird – unabhängig voneinander – gleich auf drei Internetseiten benutzt. Auf der ersten wirbt Dr. S., ein Kölner Gynäkologe, für – na klar! – Hormonsubstitution: Sexbombe oder Hutzelweib? Wie hätten Sie's gern …??
Sodann illustriert das Damenduo eine Seite zur „Ernährungssituation älterer Menschen". Diesmal heißt es also nicht „mit und ohne Hormone", sondern „richtig und falsch ernährt". Ausgewogene Seniorenkost (eine hochkomplizierte Sache!) hat natürlich ihren Preis!
Schließlich finden wir die beiden Konterfeis auf einer Internetseite zum Thema „Tourismus-Management". Während Frau Dürer vielleicht niemals aus Nürnberg herauskam, sind die „jungen Alten" von heute eine konsumorientierte Trendgruppe, die ständig verreist! Wow!
Die Sache scheint klar: Damit die neuen Alten konsumlustig bleiben, peppt man sie schon im Vorfeld mit Hormonen auf. Sonst werden sie womöglich zu ganz normalen Alten, die sich normal ernähren, zu Hause bleiben und ihr Geld für die Enkel auf die Bank legen. – VÖLLIG untrendy!

Jammern!

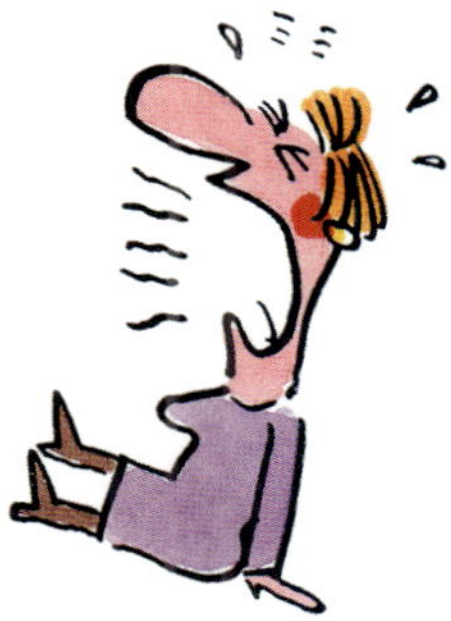

Ursel ist etwas älter als ich. Vor zwei Jahren hatte ich ein Gespräch mit ihr über „Frauen in den Wechseljahren", von denen sie eine Menge kennt. „Und alle", so Ursel, „fühlen sich Scheiße!"
Ich war befremdet. Diese Frauen, fand ich, benahmen sich feministisch völlig unkorrekt. Jeder weiß doch, dass all diese hormonell bedingten Verstimmungen eine Erfindung der Pharma-Industrie sind und dass die Wechseljahre bei richti-

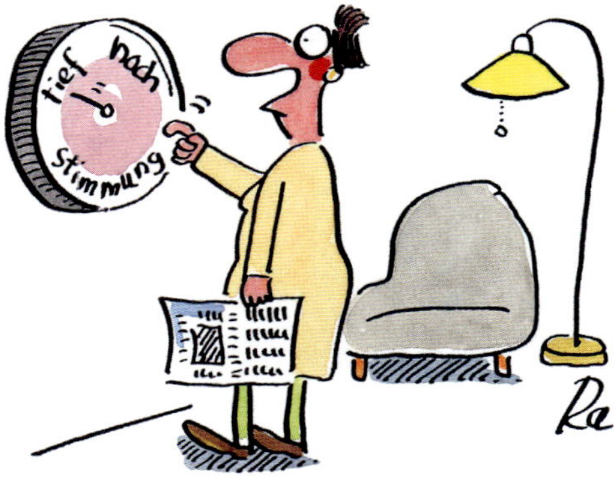

ger Grundeinstellung ein Quell geradezu euphorischer Lebensfreude sein können!

Neulich saß ich auf der Esszimmerbank, spürte in mich hinein und fühlte mich – es gibt tatsächlich kein treffenderes Wort –, ich fühlte mich Scheiße. Jawohl, verflixt! Als hätte mir jemand den Saft abgedreht. Und so ähnlich ist es ja wohl auch.

Dass der Zyklus Kapriolen schlägt und dir nachts plötzlich heiß wird, ist ja noch ganz witzig. Nicht witzig: Du fühlst dich plötzlich um Jahrzehnte gealtert. Alle kleinen Malässen, die du vielleicht schon immer gehabt hast, intensivieren sich. Der gelegentliche Hexenschuss wird zum sanft-nervenden Dauerzustand, und plötzlich piekt es so komisch im Knie. He, hallo!? Wie soll das erst werden, wenn ich WIRKLICH alt bin …?

Das Nachlassen der Fruchtbarkeit mag ja durchaus seine Vorteile haben, aber mal ehrlich: Schon die MÖGLICHKEIT, Kinder zu kriegen, fühlt sich einfach klasse an! Der Strom des Lebens fließt direktemang durch unsern Körper, Fragen nach dem Sinn des Lebens erübrigen sich … Superangenehm!

Damit ist nun Sense.

Uns Frauen ist natürlich klar, um was es jetzt geht: Jenseits der Fruchtbarkeit mutieren wir zur weisen Frau, um dem Stamm das gesammelte praktische und spirituelle Wissen der Menschheit weiterzugeben. Toll! Eigentlich sollte ich herumspringen und hurra rufen! Das tue ich nicht, weil ichs, wie gesagt, im Kreuz habe. Außerdem bin ich unpraktisch veranlagt und spirituell unausgegoren …

Erst mal also kein Grund zum Jubeln … Verdammt! Frauen haben ein Recht darauf, sich Scheiße zu fühlen. Und zu jammern!

Neulich war ich bei meiner Hausärztin und habe ihr etwas vorgejammert. Sehr wohltuend! Hinterher ging es mir gleich viel besser.

Okay, okay, ich werde mein Leben ändern. Den Sinn desselben neu entdecken. Weise werden, wenns sein muss.

ABER NUR UNTER PROTEST!

Gefühltes Alter

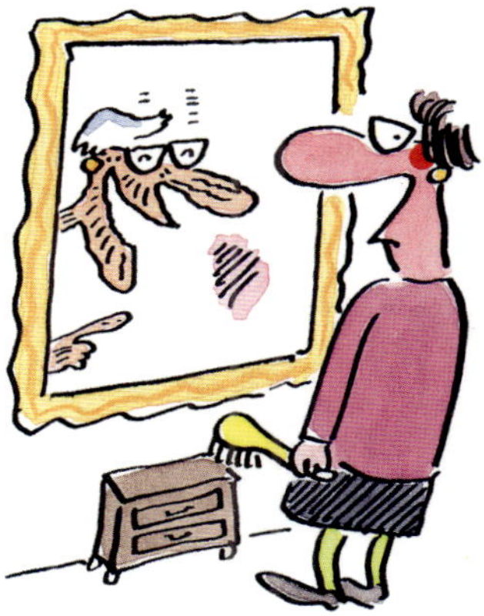

Heute frage ich meine 15-jährige Tochter, was ihr zum Stichwort „Wechseljahre“ einfällt. Es kommt: 1. Hitzewallungen, 2. Werbung für Sojamedizin und 3. alte Frauen. „Moment mal“, wende ich ein. „ALTE Frauen sind doch nicht in den Wechseljahren. Sondern Frauen wie ich!“

„Für mich BIST du halt eine alte Frau“, sagt die Tochter und tätschelt mir freundlich das Knie. Bätsch!

Liebes Kind! Ich bin deine Mutter, nicht deine Großmutter! Und MITTENDRIN in den Wechseljahren! Wie der Name schon sagt: Bis ich fertig gewechselt habe, geht das noch JAHRE!

Das Problem ist, dass ich mich nicht so alt fühle, wie ich bin. – Sondern NOCH älter?? – Quatsch! Ich meine: Ich fühle mich nicht so alt, wie ich mich FÜHLE! – Hä??? – Letzter Versuch: Mein gefühltes Alter entspricht nicht meinen Vorstellungen. SO!

Aber natürlich: Wenn dieses Kind (neuerdings einen halben Kopf größer als ich!) schon als „JUNGE Frau" durchgeht, bin ich zwangsläufig eine alte …

Alter ist sowieso was ganz Relatives. Neulich schrieb ein Mann von Mitte dreißig in der ZEIT, er habe sich erstmals alt gefühlt, nachdem er kürzlich im Suff die Treppe runtergefallen war. Tags drauf tat ihm alles weh … Kunststück! Ich behaupte: Wirklich alt ist man erst, wenn einem alles wehtut, obwohl man WEDER gesoffen hat NOCH die Treppe runtergefallen ist!

Kirchenchor

Gleich mit 18 trat ich aus der Kirche aus. Seit früher Kindheit bin ich nachhaltig geschädigt durch endlose Predigten und allsonntägliches Georgel. Und Kirchenlieder sind für meine Stimme genau einen Tick zu hoch. Quälend! So blieb ich viele Jahre den Gotteshäusern fern und sang meinen Kindern Schlaflieder in selbst gewählter Tonlage. Bis abendliche Rituale out waren, auch bei der Jüngsten.

Jetzt wurde ich rabiat: Ich nahm Gesangsunterricht. Ungefähr ein Jahr lang trieb ich die Familie mit regelmäßigen Stimmübungen in den Wahnsinn. Dann landete ich – nach einem kurzen Auftritt im Schul-Elternchor – in der evangelischen Kantorei.

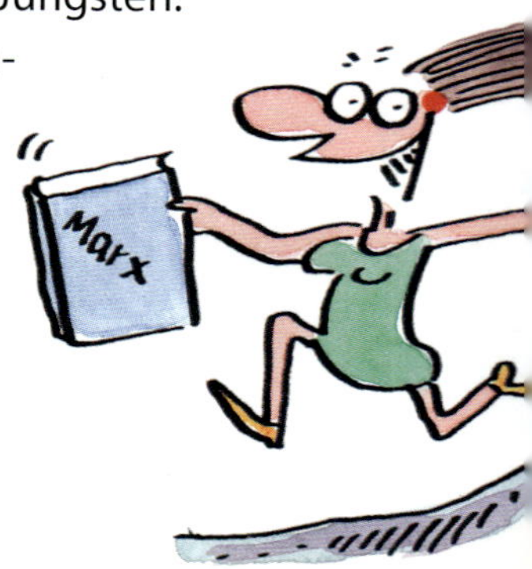

Zweimal im Jahr singen wir auch im Gottesdienst, und für „Jauchzet, frohlocket!“ (mit Pauken und Trompeten!) erdulde ich sogar die endlose Weihnachtspredigt. Endlich wird meiner Stimmlage Rechnung getragen: Ich singe im Alt!

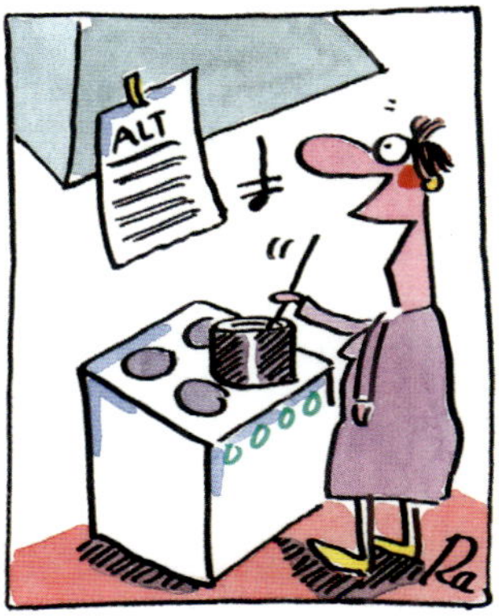

Seltsam. Heißt „altus“ nicht eigentlich „hoch“? Tatsache ist: Im Alt sind alle, die entweder PRINZIPIELL NICHT oder aber NICHT MEHR hoch raufkommen. Dadurch liegt das Durchschnittsalter automatisch etwas höher (na bitte!) als im Sopran.

Eine schöne tiefe Frauenstimme ist etwas Wunderbares. Trotzdem haben wir im Alt Komplexe. Als ob gilt: Je höher, desto Frau! Wie bei der Haarfarbe. Je blonder, desto … Nicht? – Jedenfalls kann man seine Stimme nicht künstlich aufhellen!

Also trösten wir uns wie jede Brünette: Mit VORURTEILEN! Die im Sopran, finden wir, haben außer ihrer (zugegeben!) hohen Stimme nicht viel in der Birne.

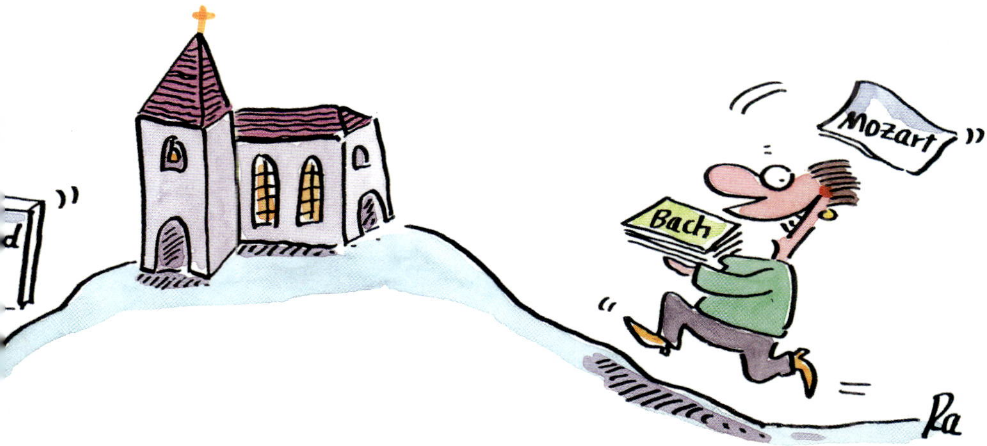

Sie geraten hoffnungslos ins Schleudern, sobald wir im Alt mal – was vorkommt – ein paar Töne höher singen als sie. Völlig unflexibel! Melodien zu singen ist ja eierleicht! Vom komplizierten Text der Mittelstimmen wären sie hoffnungslos überfordert!
Aber Frauen mit wirklich hoher Stimme sind selten, und das wissen sie. Sie gebärden sich divenhaft, kommen ständig zu spät oder gar nicht und erscheinen zum Konzert tief geschlitzt und dekolletiert, geschminkt, mit Pelzchen, Federboa und Stöckelschuhen.
Wir im Alt sind immer ein bisschen zu viele. Sozusagen entbehrlich! Darum erscheinen wir pünktlich zu jeder Probe, und vorm Konzert kleben wir Zettel mit Platznummern an die Stühle.
Unser Chorleiter setzt noch eins drauf: Frauen ab 65, verkündet er, müssen ab sofort regelmäßig vorsingen, ob die Stimme noch taugt. Gemein! Danach heißt es wohl: Umschulen auf Chansonnière mit rauchigem Sprechgesang …
Meine Stimme ist ja noch ganz okay, aber gestern, nach drei Stunden Generalprobe (im Stehen!), streikt eindeutig mein Kreuz. Nur ein heißes Bad verhindert das Schlimmste. Und heute Abend ist noch Konzert …!
Verflixt! Wie halten die das nur aus, mit ihren Stöckelschuhen?!?

Computer

Heute Nacht wache ich auf : Vor meinem inneren Auge flimmert ein Bildschirm, voll mit hässlichen kleinen Buchstaben. Fenster öffnen sich, Dateien schieben sich übereinander, und jetzt … Auwei!! Hab ich ans Abspeichern gedacht?!? Mein Körper verkrampft sich, ich bin wach. Mist!
Abends sitze ich sonst aus Prinzip nicht vorm PC, aber gestern musste

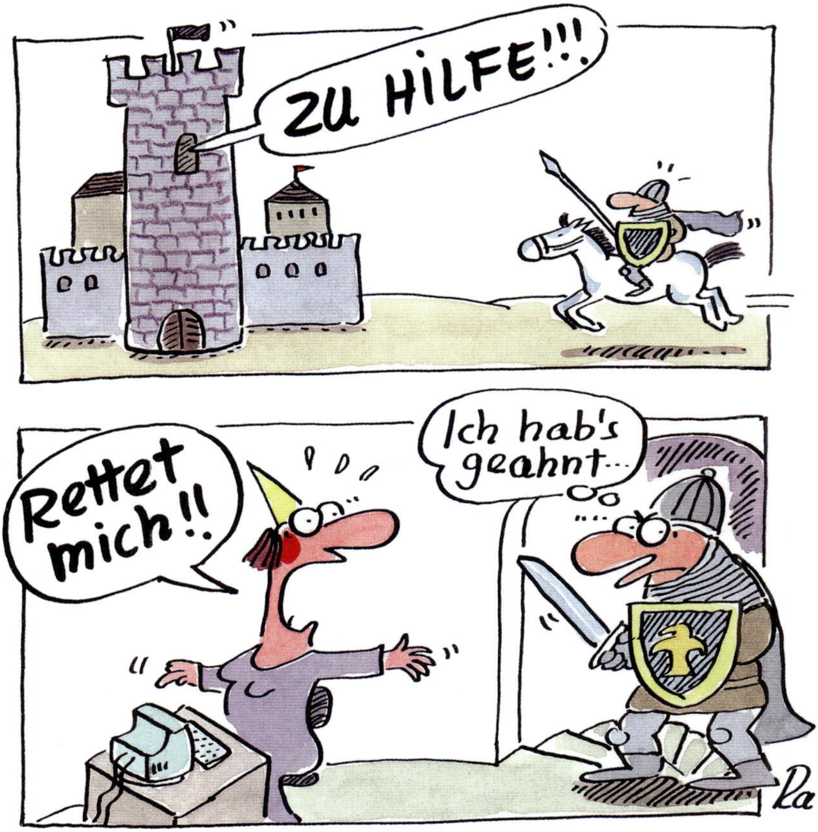

ich diese Formulare rüberkopieren und ausdrucken: Die Tochter will nach Amerika: Schüleraustausch! Das Ausdrucken nahm gar kein Ende. Ich will hier nicht in das alte ausgeblasene Horn tuten, aber die Amis haben echt einen Kleinen an der Waffel.

Natürlich nicht alle! Wir haben eine wunderbar nette völlig unamerikanische Gastfamilie für unsere Tochter. Eigentlich bräuchten wir überhaupt keine Organisation! Aber die Schule besteht darauf.

Bis so ein innerer Computer wieder runterfährt, dauert es, und heute

fühle ich mich entsprechend unfit. Wie Wallander, der ständig seinen Schlafmangel mit Kaffee aus dem Präsidiums-Automaten bekämpft. Gerade lese ich „Die Brandmauer“, da geht es ebenfalls um die üblen Auswirkungen der Computerei auf die Menschheit. Ich bin noch nicht durch, aber ich wette, wir schrammen wieder nur haarscharf am Weltuntergang vorbei. Bei herbstlichen drei Grad plus und auffrischendem Ostwind.
Computer sind schlecht für den Nachtschlaf und schlecht fürs Familienklima. Mit dem Sohn komme ich prima zurecht, solange ich nicht in Computerdingen um Rat frage. Es revoltiert ihn, dass sein sonst nicht ganz blödes Mütterchen zu dumm ist, Probleme durch ein simples Trial-and-Error-Verfahren zu beheben. Obwohl: Gestern war er nett und hat auf mein Gegreine hin (O-Ton Sohn) meine Kiste auf Viren abgecheckt. Fazit: Alle Probleme, die ich habe, hängen lediglich mit meinem völlig veralteten, … äh … Fahrgestell?, zusammen. Das Gefühl habe ich schon länger!

Theaterfrust

Zum Achtundvierzigsten läd mich Gita ins Theater ein! Vom Termin her kommen zwei Vorstellungen infrage: „Rusalka“, eine Märchenoper von Dvořák, sowie ein lustiges Stück namens „Bandscheibenvorfall“, welches davon handelt, wie sich die Leute in einem Büro gegenseitig fertig machen. Offenbar geht es hier um den moralisch-ethischen Aspekt der Rückgrat-Problematik … Wir finden trotzdem: „Bandscheibenvorfall“? – Nein danke!!
Dabei ist inzwischen geklärt, dass ich KEINEN habe!
Mein Orthopäde ist schlecht gelaunt, als ich wegen permanenter

Kreuzschmerzen bei ihm auftauche. Es liegt vielleicht, vermute ich zaghaft, an den Wechseljahren? Dann, schimpft er, soll ich gefälligst zum Frauenarzt! Und Osteoporose, belehrt er mich, tut nicht weh, das merkt man erst, wenn es zu spät ist. Na, Gott sei Dank!

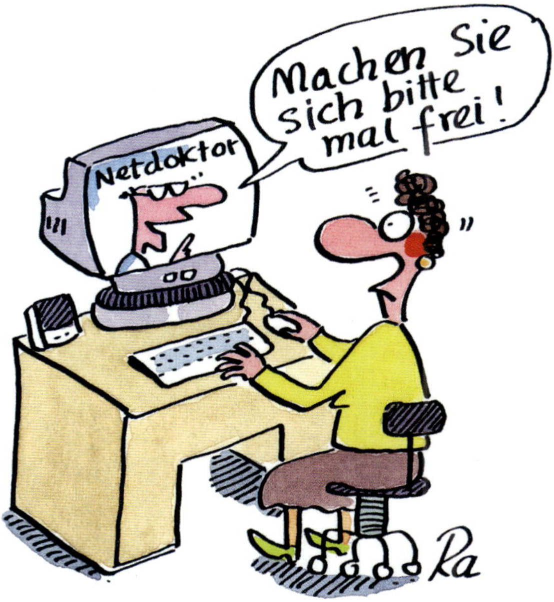

Immerhin untersucht er mich. „Den BH können Sie anlassen!" Hochanständig. Leider trage ich keinen. Noch nie! Die Frauen vor mir haben ihre BHs noch verbrannt, ich besitze erst gar keinen. Nicht nötig. (Dachte ich!)
Der Orthopäde findet nichts, auch nicht auf dem Röntgenbild. Zu viel Luft im Bauch, behauptet er vorwurfsvoll und überweist mich zum Kernspin.
Als ich zwei Wochen später mit dem Befund komme, habe ich vorsichtshalber einen BH der Töchter umgeschnallt. Die tragen so was! Der Orthopäde interessiert sich aber nur für die Kernspinfotos: Nichts Dramatisches, nur allgemeiner Verschleiß.
Bandscheibenvorfall im Theater muss trotzdem nicht sein! Auch moralisch nicht. Im echten Leben macht man sich schon fertig genug! Dann doch lieber „Rusalka"! Bei einem Märchen, hoffen wir, gibts ja wohl ein Happyend …??

Pustekuchen! Die wässrige Nymphe und ihr feuriger Prinz machen sich nach Strich und Faden zur Schnecke! Richtig tragisch!! Zum Schluss sind alle tot oder auf ewig verflucht. Und die böse Hexe Jezibaba leidet eindeutig an Bandscheibenverschleiß …
Gita und ich sind FIX UND FERTIG.

Schön böse

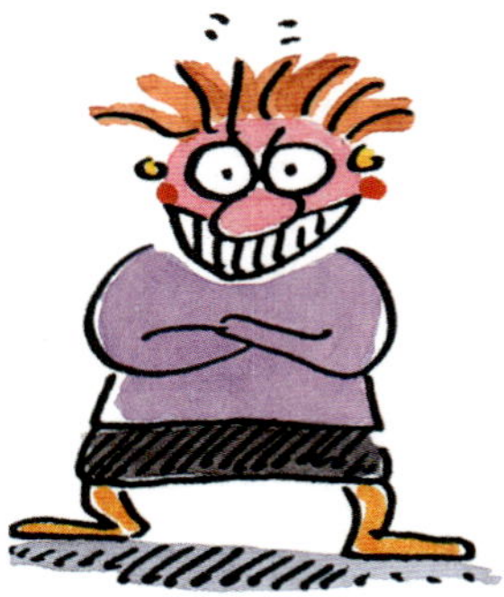

Nach der Menopause werden wir mild, weise und wohltätig. Hab ich bisher geglaubt! Neulich aber las ich in einer Zeitschrift Folgendes:
Frauen, wurde behauptet, haben normalerweise einen ganz NIEDRIGEN Östrogenspiegel. Nur während der fruchtbaren Phase zwischen 15 und 45 sind sie – vorübergehend! – einem Hormon-Doping ausgesetzt. Biologischer Sinn: Sie werden ruhig gestellt, um der „nervlichen Belastung der Kinderaufzucht“ gewachsen zu sein.
Interessant! Menschliche Kleinkinder sind ja tatsächlich enorm anstrengend. Ich erinnere mich … Ursel gab damals freimütig zu, dass sie ihren brüllenden Säugling manchmal am liebsten „in den Schrank gestellt“ hätte. Jetzt wissen wir, warum sie es bleiben ließ! Der Eierstock schüttet in solchen Fällen flugs eine hormonelle Dröhnung aus, und schon wird wieder aufopferungsvoll gestillt, gehoppelt und gelitten. Ohne „mother's little helper“ wären die Schränke voll brüllender Babys und die Menschheit im Nu ausgestorben!
Wie in diesen Science-Fiction-Storys: Die Bevölkerung wird mit Dro-

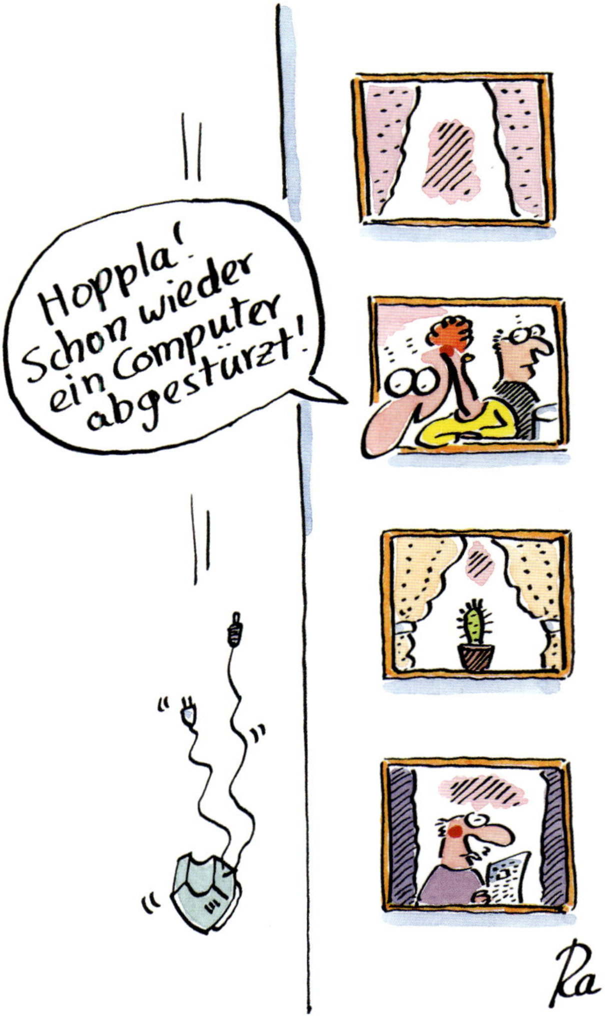

gen im Trinkwasser sediert, damit bloß keiner auf dumme Gedanken kommt! Bei uns kriegen allerdings nur Frauen ihr Quantum. Dreißig Jahre lang. Danach ist Schluss mit der künstlichen Duldsamkeit, und wir werden endlich wieder normal, sprich: eigennützig, faul und böse.

Plötzlich jemand

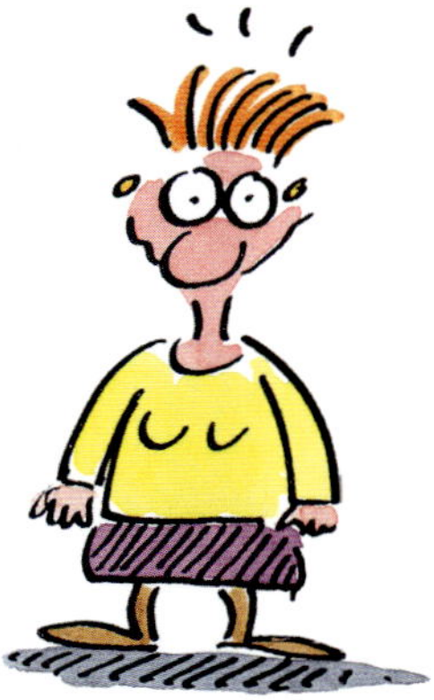

Julia Onken (die „Feuerzeichenfrau") merkte schlagartig, dass sie in den Wechseljahren war, als sie zum ersten Mal im Leben ein Paar BEQUEME Schuhe kaufte.

So eine bin ich nicht. Niemals! Ich war schon immer völlig uneitel.

Ach nee!, sagt meine Tochter. Warum setzt du dann nie deine Brille auf? – Was denn!? Natürlich setze ich meine Brille auf: im Kino, im Theater, im Planetarium: überall wo es dunkel ist. Ansonsten …okay … eher nicht. Mit reizlosem Schuhwerk an den Füßen, muss ich nicht auch noch ein Drahtgestell auf der Nase tragen! Schließlich bin ich nur SCHWACH kurzsichtig und komme prima zurecht. Außer beim Bäcker, der seine immer neuen Brotsorten („Kerniges Burelaible", „Glyxbrot") auf unverschämt kleinfuzzligen Schildchen anpreist. Dann hole ich notgedrungen die Brille aus dem Rucksack.

Und siehe da! Neuerdings lasse ich sie manchmal auf, nach dem Brotkauf.

Unglaublich, wie viele Menschen dann plötzlich unterwegs sind, in der Stadt, und zwar nicht nur hier vorne, sondern auch ganz da hinten! Was für ein Gewusel!

Neben mir eine Frau: grauer Pferdeschwanz, feine Goldrandbrille, passend zu den Linien links und rechts vom Mund. Keine Frau, der man nachpfeift. Dafür eine, der man zuhört …. Mein Spiegelbild, im Schaufenster!

Früher war ich auf Elternabenden die Jüngste. Jetzt, viele Jahre später, bin ich eine der Ältesten. Schmunzle über die Jungen, die so viel

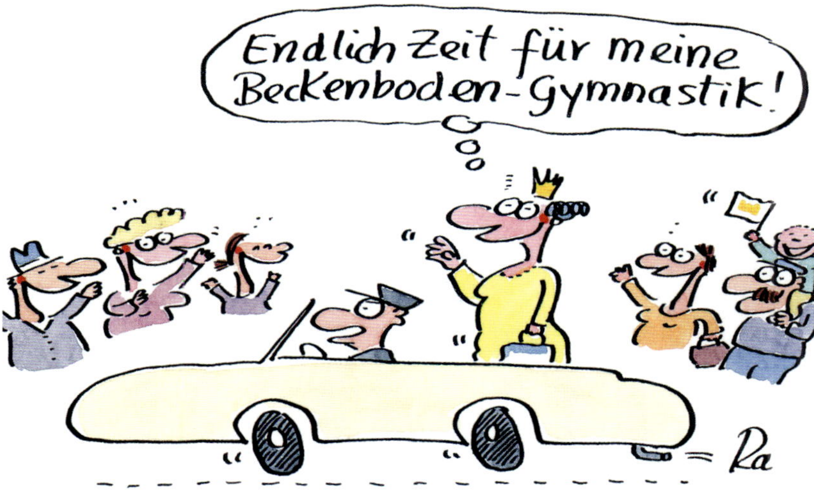

Aufhebens machen wegen allem … (He!? Was schreib ich denn da?? Ich SCHMUNZLE nie! Was für ein scheußliches Wort!)
Neulich sitzt mir ein Chefredakteur gegenüber: Der Mann ist um einiges jünger als ich! Unglaublich, was für Jungspunde heutzutage Chefredakteur werden! Er blödelt so seltsam herum, was hat er bloß? Plötzlich wird mir klar: Der Mann ist unsicher! Er denkt, ich sei JEMAND! Spaßig …. So was passiert mir in letzter Zeit häufiger: Ärzte, Verleger, die Lehrer meiner Kinder … Früher war das anders!
Die Leute nehmen mich ernst, bloß weil ich ein paar Jahre älter bin und weil ich ein paar ziemlich große Kinder habe. Ab und zu fragt man mich (mich!) tatsächlich um Rat: „Wie war das mit der Pubertät bei euerm Ältesten …?"– „Was würdest DU tun?"
Der dickste Hammer: Ich soll einen Vortrag halten. Auf einer Erziehungsberatertagung! Mit Cartoons, also was Lustiges. Aber trotzdem: Hinstehen! Und alle gucken!!
Schnell die Brille absetzen, dann sieht mich keiner …

Testosteron

Schreib auch ja was über die Männer, hat U. mir eingeschärft. Ihr Wunsch ist mir Befehl!

Männern um die fünfzig geht es nämlich kein bisschen besser als uns. Sie leiden zum Beispiel an Schlafstörungen, Alkoholismus oder Prostatageschichten, ihre Augen und ihr Gedächtnis lassen nach, vom vielen Marathonlaufen kriegen sie es im Knie, und mit den Hormonen geht es bergab, langsam, aber sicher.

Anders bei uns. Das Östrogen sackt HOLTERDIPOLTER! in den Keller, und plötzlich wird uns bewusst: Testosteron? Haben wir auch! Wie bei den Bäumen im Herbst: Wenn das Blattgrün schwindet, stellt sich heraus, dass da schon immer Gelb und Rot versteckt geschlummert haben! Jetzt entfalten sie ihre Pracht!

Die Borsten, die mir testosteronbedingt am Kinn sprießen, finde ich zwar weniger prächtig, aber ich habe mir eine hübsche Goldpinzette gekauft, und es ist immer klasse, wenn man so einen richtigen OSCHI erledigt hat! Okay, für einen Vollbart reicht das bei Weitem nicht und erst recht nicht zum Kinderzeugen, aber das wäre ja auch komisch, wenn der Vater des Kindes die eigene Großmutter sein könnte …

Sorry, U.! Die Männer! Jawohl! Sie können die Partnerin wechseln und noch mal Kinder kriegen. Sie können ihr Alter verdrängen und sich in Aktivismus stürzen. Alt werden sie trotzdem.

Ganz schön langweilig, so stufenlos vor sich hin zu altern … Bei uns Frauen passiert wenigstens was! Umbruch, Turbulenzen, Neuanfang!! Und immer die Hoffnung, dass nach den Wechseljahren alles besser wird. Vielleicht sogar ganz toll? Wie wenn man in einen Tunnel reinfährt und nicht weiß, ob und wo man wieder rauskommt. Beunruhigend. Spannend!

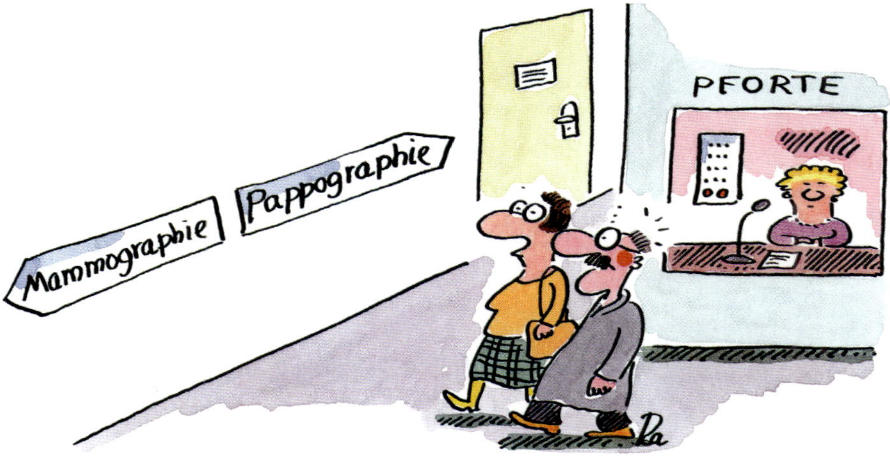

Männern entgeht das alles. Wenn es ihnen schlecht geht, gibt es keine Entschuldigung, außer vielleicht eine späte Midlife-Crisis oder das „Alter als Solches“. Wir Frauen haben eine wunderbare Schublade, in die wir alles schieben und in der wir gemeinsam kramen können … Schön!

Kein Wunder, dass die Männer jetzt manchmal schlecht auf uns zu sprechen sind: Es ist der WECHSELJAHR-NEID!

Was für Mamas

Mit fünfzig war einfach Schluss mit der Menstruation, behauptet meine Mutter. Vor- und hinterher hat sie nichts gemerkt.

Eigentlich kein Wunder. Als Kind habe ich gar nicht mitgekriegt, dass sie ÜBERHAUPT menstruiert hat! Einmal, mit vier oder fünf, entdeckte ich in der Küche ein Päckchen Camelia-Binden. „Was für Mamas“, hieß es. Ich weiß, wo du das hinmachst!, verkündete ich stolz. - Ach? Meine Mutter schien etwas beunruhigt … Ja! Unter die Arme!

Frauen hatten, das sah man im Schwimmbad, Haare unter den Achseln. Dass sie auch noch woanders behaart waren, wär mir im Traum nicht eingefallen. Zur Anschauung gab es keine Gelegenheit!
Wechseljahre waren damals kein Thema. Ich vermute: Wer nicht ganz eindeutig geplagt war, hakte kleinere Beschwerden unter „Sonstiges" ab.
Vielleicht haben unsere Mütter auch einfach gesünder gelebt? Vor allem hockten sie nicht täglich stundenlang am Schreibtisch! Als

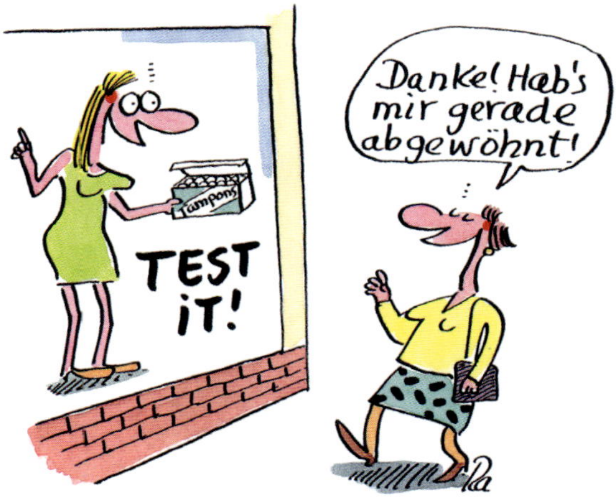

Hausfrau wuselt meine Mutter eigentlich bis heute ständig durch die Gegend. Wer nicht gerade beim Fensterputzen von der Leiter fällt, bleibt so wahrscheinlich länger fit. Inzwischen ist sie über achtzig. Neulich, erzählt sie am Telefon, hat sie sich etwas steif gefühlt. Da hat sie zur Lockerung den Rasen gemäht.
Traurig, aber wahr: Manchmal fühle ich mich älter als die Generation vor mir. Mit meinem Schwiegervater tausche ich mich über Rückenprobleme, mit meinem Vater über das nachlassende Kurzzeitgedächtnis aus.

Verschämt teilt er mit, dass er gelegentlich seine Zahnbürste befühlt, ob sie schon benutzt ist. Als hätte ich so was noch nie getan …
Egal! Dafür unterhalte ich mich mit meinen Töchtern angelegentlich über Zyklusschwankungen und Monatshygiene. Und im Toilettenschrank reihen sich Tampons von mini comfort bis super plus. (Im Moment kommt es bei mir nur noch halb so oft, dafür dreimal so stark. Meine Assoziation: ABSCHLUSSFEUERWERK!)
Tampons gabs damals übrigens noch keine. Nee, nee! So was hätte die Kirche gar nicht erlaubt!

Kulturvergleich

Gemein! Immer wenn wir richtig schön am Jammern sind, kommt jemand und sagt: Ihr Lieben, stellt euch nicht so an! Frauen in andern Kulturen machen auch nicht so ein Geschiss.
Ich weiß, ich weiß! Die arabische Frau zum Beispiel ist total begeistert, wenn sie endlich unfruchtbar ist. Plötzlich wird sie wertgeschätzt (fast wie ein Mann!), sie darf RAUS und genießt Freiheiten wie nie zuvor!
Unser Pech: Die „große Freiheit" haben wir schon hinter uns: Sie kam an dem Tag, als wir abends wegkonnten, ganz ohne Babysitter! Schritt für Schritt stand uns die Welt wieder offen mit all ihren Events und all ihren Kursen. Sport, Yoga, Gospelchor und besonders gern: Tanzen! Tango, Salsa, Flamenco …
Anfang vierzig, sagt Judith, hat sie sich gefühlt, als könne sie die Welt aus den Angeln heben. Jepp! Da profitieren wir NOCH von der Kraft der Jugend und SCHON von der Freiheit des Alters. Überall wird kräftig herumgehebelt und experimentiert, beruflich was Neues ausprobiert, manchmal auch privat, es wird auf die Nase gefallen und

wieder aufgestanden, alles kein Problem. Ein paar Jahre leben wir munter drauflos, noch halbwegs hormongepuffert, unverwüstlich, so als lebten wir ewig.

Jetzt mit fast fünfzig, sagt Judith, fühlt sie sich MÜDE. Doch, sie hat einiges bewegt, aber die Welt dreht sich immer noch in den alten Angeln.

Die Tanzerei um uns herum flaut ab. Es gibt eh zu wenig tanzwillige Männer, und die Stampferei beim Flamenco geht auf die Knie. Der Rausch „Alles ist möglich!" verfliegt, und die kleine, aber hartnäckige Frage drängt sich auf: Was ist WIRKLICH wichtig im Leben? Dem großen Sommer folgt: „Wer jetzt kein Haus hat …"

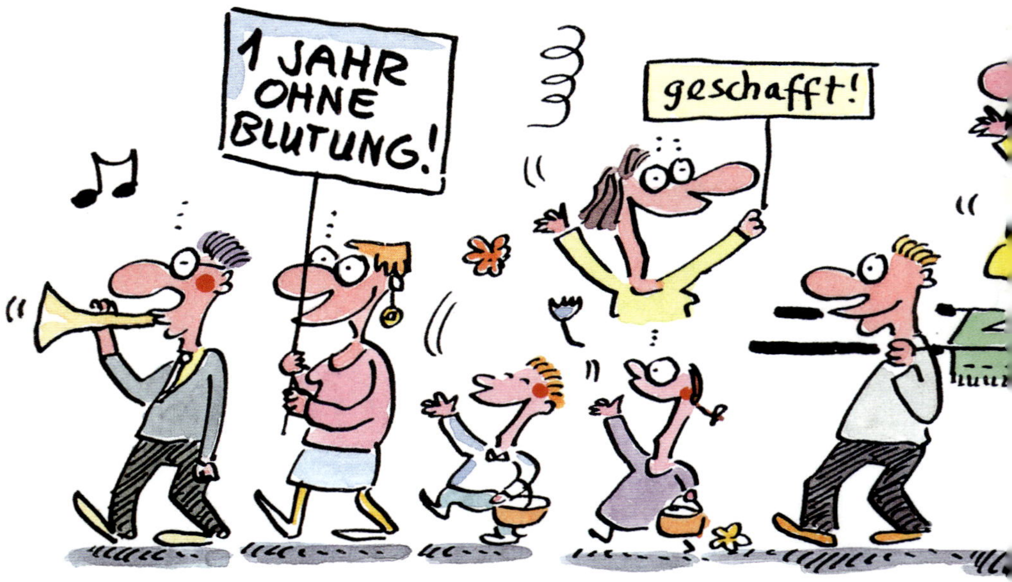

Okay, okay! Wahrscheinlich baut man auch mit sechzig und siebzig noch prima Häuser, aber wer weiß? Besser scheint: Alle nicht gelebten Träume noch mal sorgsam prüfen, Dinge tun oder lassen, ganz bewusst. EINE Entscheidung ist bereits gefallen: Kinder ja oder nein, und wenn ja, wie viele … Vielleicht kommt daher das Gefühl: Schluss mit lustig! Jetzt wirds ernst …!
Die Buddhisten sind da übrigens relaxter. Dank Reinkarnation hat man mehrere Versuche frei! Wer EIN Leben vergeigt hat, braucht also nicht traurig zu sein. Zurück auf Los! Vielleicht klappts ja beim nächsten Mal!
Zum Beispiel als Stubenfliege!

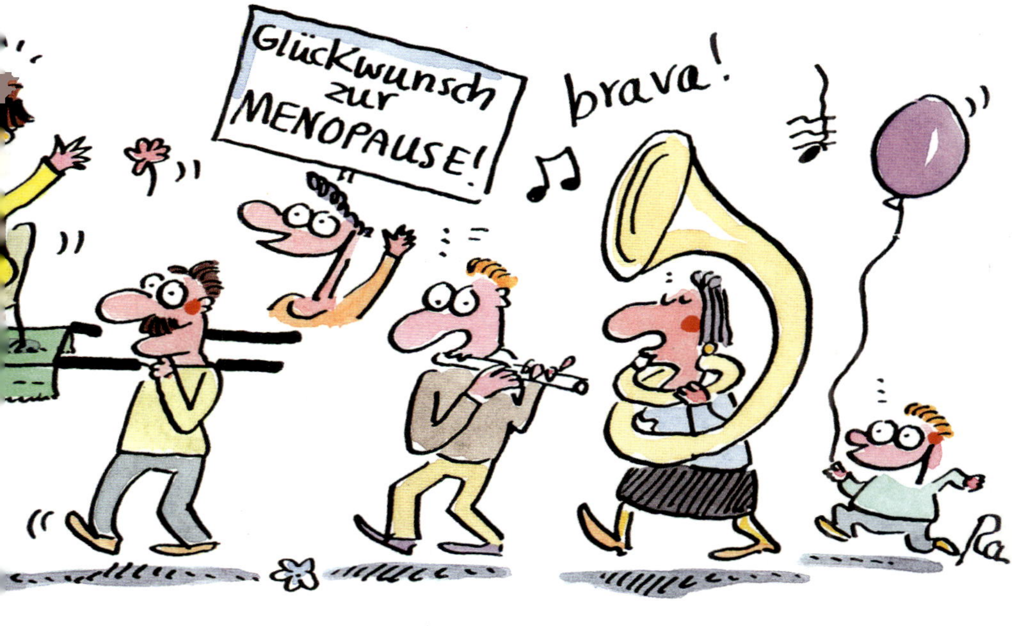

Eigenes Zimmer

Bei meinem Mann handelt es sich summa summarum um einen ausgesprochenen Glücksgriff! Ich sage das, um Missverständnissen vorzubeugen. Denn jetzt kommt es: Ich will ein eigenes Zimmer!
Prompt meldet sich mein moralischer Miesmacher vom Dienst und erklärt, dass Frauen woanders ja auch mit zehn bis zwölf weiteren Personen in einer wackeligen Wellblechhütte usw. usw ..., aber der kriegt heute einen Arschtritt, denn ich bin sicher, diese Frauen fänden ein eigenes Zimmer auch total super, jedenfalls die ab, sagen wir mal 45 aufwärts.
Ich habe einen Platz zum Essen, zum Schlafen und zum Arbeiten, aber ich habe keinen Ort, wo ich die TÜR HINTER MIR ZU machen kann, und innendrin ist alles schön und alles meins! Woher kommt plötzlich dieses Bedürfnis??
Als Kind ging ich oft zu meiner Freundin Bine, ein Nachzüglerkind mit einer fast erwachsenen Schwester. Ihre Eltern waren deutlich älter als meine. Und was ich seltsam fand: Bines Mutter hatte ein eigenes kleines Zimmer mit Einzelbett! Auf dem Bett lag eine wunderbar weiche Patchworkdecke aus unterschiedlichen Pelzquadraten. Kamen wir in dieses Zimmer – etwa um die Pelzdecke zu streicheln –, saß die Mutter am Schreibtisch, das furchige Gesicht in einer Wolke aus Zigarettenqualm, und hackte auf einer kleinen Schreibmaschine herum. Befremdlich und interessant. Meine Mutter rauchte nicht, hackte höchstens Zwiebeln und Petersilie, und selbst als Jahre später mein Vater zum Schlafen ins Fernsehzimmer ausquartiert wurde, blieb das sperrige Doppelbett im Schlafzimmer und verhinderte jeden Anflug von Gemütlichkeit.
„A room of one's own", fordert Virginia Woolf für Frauen. Wenn man mehrere Kinder hat, dauert das. Bis vor Kurzem fand ich das völlig

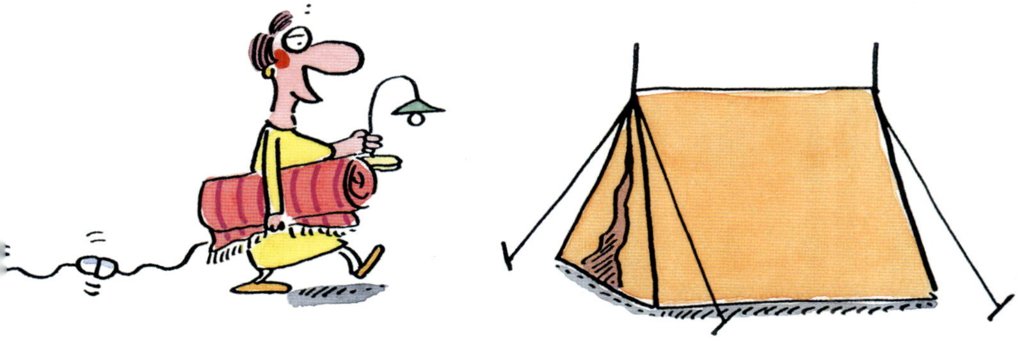

okay. Arbeiten kann man auch im Schlafzimmer oder mittendrin, am Familien-PC. Erst einmal wird angestrebt, dass jedes KIND sein eigenes Zimmer hat. Wenn das älteste auszieht, rückt das zweitälteste nach, dann das dritte … Aber Achtung! Jetzt liegt Mutter auf der Lauer!
Freundin U. hat auch mit der „kleinsten Bude“ angefangen und sich inzwischen hochgearbeitet. Eine Cousine von ihr, schreibt sie, hat sogar ein Gartenhäuschen!! Zum Malen, Musikmachen, Schlafen, Kaffee kochen ….! Hmmmm! Aaaah …!
Stopp mal kurz. Was geht hier eigentlich ab?? - Ehrlich gesagt: Ich weiß es selbst nicht. Aber ihr könnt mich jederzeit besuchen, in meinem Gartenhaus! Außer wenn gerade die Tür zu ist …

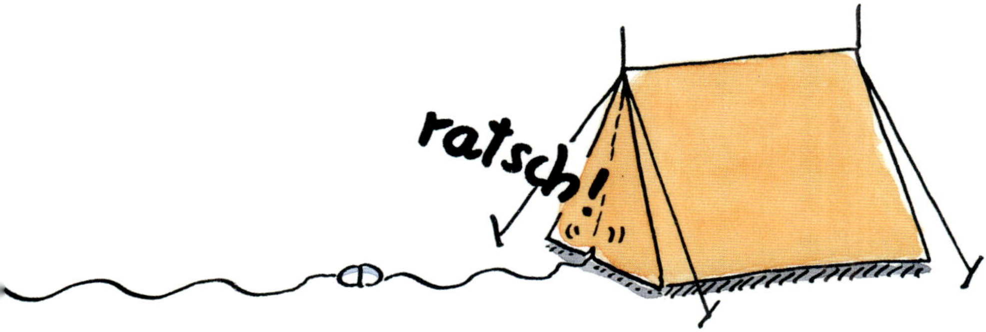

Probealarm

Das Verrückte an den Wechseljahren ist: Eine Körperfunktion gerät in Unordnung, ein Regelkreis kollabiert, das ganze wunderbar ausbalancierte Fortpflanzungssystem bricht zusammen, und das ist OKAY! Wir rennen vielleicht trotzdem zur Ärztin, die uns bestätigt, dass es dies ist und nix anderes, und dann schauen wir milde lächelnd zu, wie ein Teil von uns peu à peu (manchmal auch Knall auf Fall) den Betrieb einstellt, den Jordan runtergeht, tschüss, nett wars, Feierabend!

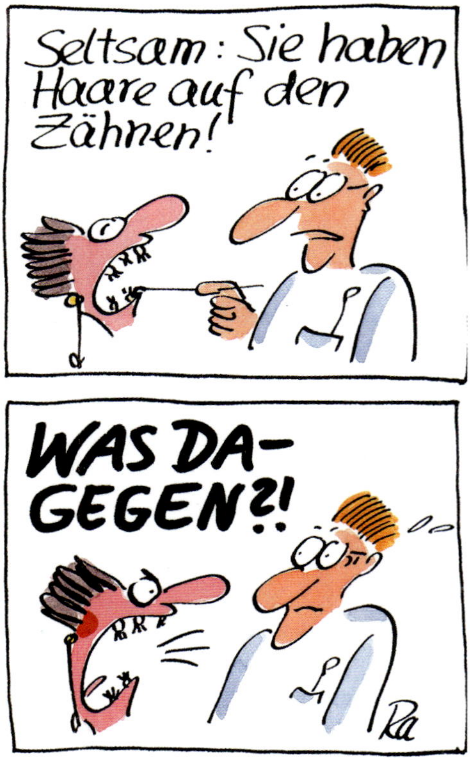
Seltsam: Sie haben Haare auf den Zähnen!
WAS DA-GEGEN?!
Ra

Ein Teil von uns stirbt! Kennen wir so was?? Im Kleinen vielleicht, wenn ein Zahn sich verabschiedet. Ein „Bleibender“. Dann sind wir geschockt durch die Konfrontation mit der eigenen Vergänglichkeit! Heutzutage ist ein Zahn ja nicht gleich völlig futsch, sondern wird wurzelbehandelt, worauf die sterbliche Hülle noch jahrelang ihren Dienst tut.

Das Vorurteil „Jedes Kind ein Zahn“ hat sich bei mir dummerweise bestätigt, so dass ich mehrere Zahnleichen beherberge ... Ich stellte damals erst den Ver-

zehr von Süßigkeiten und dann das Kinderkriegen ein, so dass der Verfall deutlich gebremst wurde.
Letztes Jahr erfuhr ich leider, dass auch ein toter Zahn schmerzen kann, ganz ohne Nerv! Der letzte Rettungsversuch hieß „Wurzelspitzen-Resektion“, und das ist – fürchte ich – noch nicht das Ende der Fahnenstange.
Elkes Freundinnen sind bereits um die sechzig, und so geht es auf ihrem Geburtstag außer um „Frühpensionierung“ auch um das Thema „Zahnersatz“. „Rausnehmbar“ finden alle grässlich! Implantate kosten aber ein Schweinegeld und sind auch erst mal stressig. Beate, von Beruf Hauptschullehrerin, erzählt, wie ihr mitten im Unterricht die provisorischen Schrauben aus dem Mund fielen …
Schrecklich, schrecklich! Eigentlich hatte ich geschworen, niemals Jokes über Zähne zu machen. Ich wurde allerdings meineidig und zeichnete vierteljährlich Cartoons für ein kleines linkes Zahnarztblatt. Einmal wurde mir sogar von einem erfreuten Leser ein Karton voll Zahnbürsten und Zahnpastaproben geschickt! Kleine linke Blätter gibt es heute leider gar keine mehr, und … was wollte ich sagen …?
Genau: Menopause und dritte Zähne! Beides erinnert uns ans Sterben, und das ist gut so, behaupten alle, die etwas mit Spiritualität am Hut haben. Mindestens einmal pro Tag soll man an den Tod denken, das schärft den Blick fürs Wesentliche!
Am besten morgens nach dem Zähneputzen!

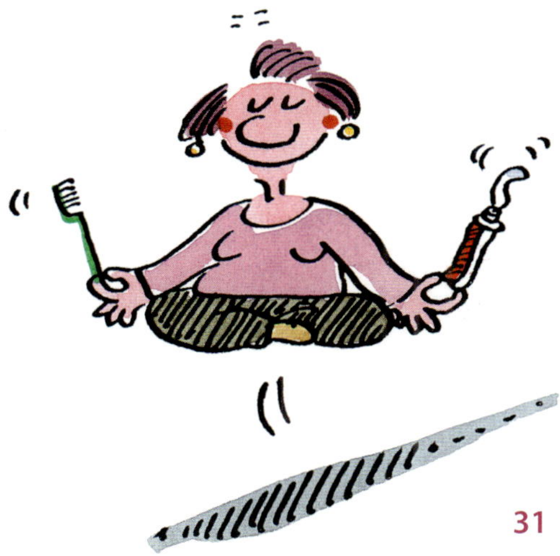

Schöne Schnörkel

In einer E-Mail an die amerikanische Gastmutter erzähle ich von meinem neuen Buchprojekt. Auf englisch natürlich. Also schaue ich im Lexikon unter „Wechseljahre“ und finde dort lediglich *„menopause“*. Moment mal! Auf deutsch ist das doch der ZEITPUNKT der letzten Blutung. Nicht auch noch die Jahre davor und danach …?

Vorsichtshalber gucke ich noch mal bei „Leo“, im Internet. Auch dort: Wechseljahre = *menopause ['me-n&-"poz]!* Hier erfährt man auch, woher das englische Wort ursprünglich kommt: *„Etymology: French ménopause méno = men; pause = stop, pause.“*

Was denn? Heißt Menopause etwa „Schluss mit Männern“?! Oder gar „Ende des Menschseins“???

Jetzt wird ein kleiner Rest humanistische Bildung in meinem Hirn rebellisch: Menopause, behauptet er, klingt eigentlich NICHT sehr französisch! Also radel ich am nächsten Tag in die Stadtbücherei und studiere ganz altmodisch ein dickes etymologisches Lexikon: *Menopause griech.: mén, menós = Monat; pausis = Ende.*

Und weil ich schon mal hier bin, gucke ich auch gleich nach, was Wechseljahre in andern Sprachen heißt.

„Menopause“ sagt man auch in Italien, Spanien, Polen und Kroatien. Für diese Länder sind Wechseljahre offenbar ein Fremdwort …

Anders im Norden! Auf Holländisch finde ich *„overgangsjaren“*, mit heftig gefauchtem ersten „g“! Und auf Schwedisch *„övergångsåldern“*.

Hübsch auch das türkische *„yaşdonümü“* und die arabischen Schnörkel im Persisch-Wörterbuch! Da gucke ich gleich noch unter Chinesisch! Und finde: NIX. Nichts zwischen Wechselgeld und Wechselkurs! Wer weiß: Im Kommunismus galten Wechseljahre vielleicht als Ausdruck bürgerlicher Verweichlichung …?

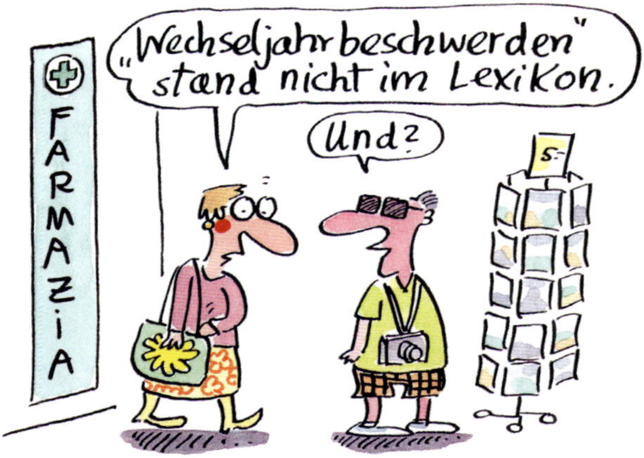
„Wechseljahrbeschwerden" stand nicht im Lexikon.
Und?
FARMAZIA
5.-

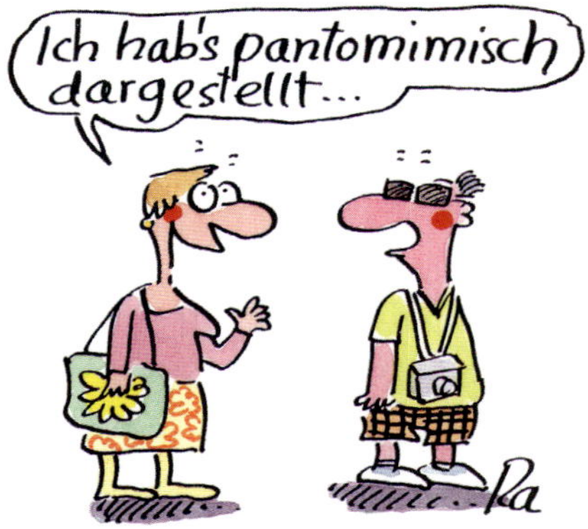
Ich hab's pantomimisch dargestellt...
Pa

Asiatinnen sollen ja auch nicht so geplagt sein wie wir. Weil sie ständig Soja essen, statt Steaks und Würstchen. Und angeblich gibt es biologische Unterschiede: Die Japanerin, steht im Internet, klagt im Klimakterium nicht über Hitzewallungen, sondern über „steife Schultern und Klingeln im Ohr"!

Aber … he! – nach dem Flop mit der Männerpause glaube ich nicht mehr alles, was im Internet steht …!

Keiner spielt mit mir!

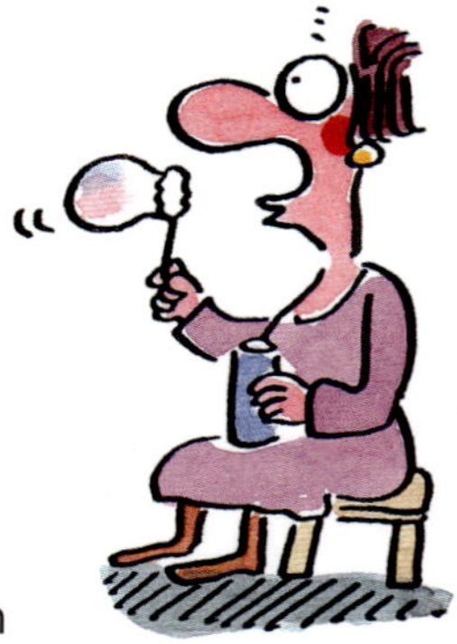

Letzten Winter, abends, ertappe ich mich plötzlich beim Trübsalblasen. Keiner braucht mich, keiner will was von mir, niemand fühlt sich für meine Unterhaltung zuständig. Dabei sind alle zu Hause! Jeder hockt in seinem Zimmer, telefoniert, liest oder spielt am Computer Schach mit Partnern aus aller Welt.

Früher war das anders. Babys wurden herumgetragen und gestillt, stundenlang. Dann das Abendprogramm: Vorlesen, Schlaflieder, An-den-diversen-Betten-Sitzen-und-den-Tag-Besprechen …

Klar, ich könnte WAS UNTERNEHMEN: Kino, Theater, Kneipe … Aber so was muss organisiert sein! Wenn du um 21 Uhr plötzlich Trübsal bläst, wirds schwierig! Dauernd ausgehen ist außerdem albern. Und teuer!

Was mir vorschwebt ist ein Winterabend wie in der Küche von Katthult: Die Mutter tritt das Spinnrad, der Vater flickt Schuhe, Lina kämmt Wolle, Michel und Alfred schnitzen Zähne für den Holzrechen …

Wer das Buch kennt, weiß, dass sich Alfred gleich in den Finger schneidet und fast an Blutvergiftung stirbt, weil der Hof eingeschneit ist. Also nur bedingt idyllisch, das Ganze. – Aber trotzdem!

Vor Jahren gab es bei uns eine Zeit lang Frischkornmüsli zum Frühstück. (Damals haben das – ehrlich! – fast alle mal ausprobiert!) Jedenfalls saßen wir abends am Küchentisch und popelten Spelzen von den Haferkörnern, die dann über Nacht eingeweicht wurden (die Körner, nicht die Spelzen!). Beim Popeln konnte man hervorragend den Tag besprechen. Leider hatten wir – wie alle andern – bald wieder genug von Frischkornmüsli.

Später kam eine Zeit, da spielten wir Abend für Abend „Siedler von Catan". (Dieses Brettspiel, wo man mit Holz, Lehm, Erz und Frischkorn Städte und Siedlungen baut.) „Ich bau schon mal den Siedler auf!", war für mich der Inbegriff von Familiengefühl! Auch diese Phase war irgendwann vorbei …

Meine Eltern, beide hochbetagt, spielen jeden Abend eine Partie Scrabble. Zwei echte Profis! Danach trinkt jeder ein halbes Gläschen Rotwein.

Ihnen verdanke ich diese Tendenz zum Gewohnheitstier, die in meiner jetzigen Familie auf wenig Gegenliebe stößt. Vielleicht, sagt mein Mann, brauchen wir doch mal einen Fernseher …?

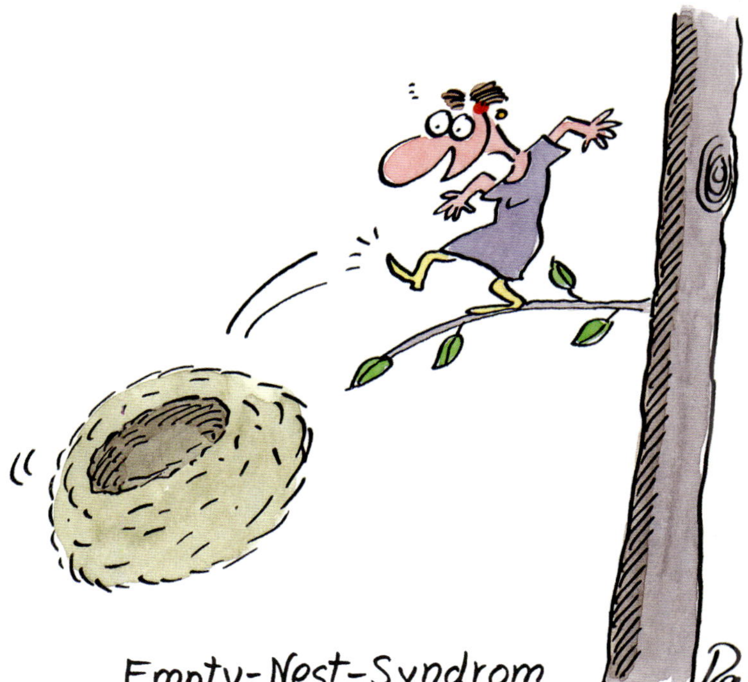

Pfui Teufel! So weit kommts noch! Eher gründe ich ein Siedler-Kränzchen! Oder eine Selbsthilfegruppe für Mütter mit beginnendem Empty-Nest-Syndrom! Da wird dann gesponnen, gekämmt und geschnitzt. Und der Tag besprochen.
Frauen, meldet euch! Der nächste Winter steht vor der Tür!

Frauengeburtstag

Gita feiert ihren Fünfzigsten auf einer Schwarzwaldhütte. Nur mit Frauen! Silke findet die Idee erst mal blöd. Früher, okay, hat man sich von den Männern distanziert und im geschützten Raum Kräfte gesammelt. Jetzt gilt es, unter realen, sprich gemischten Bedingungen seine Frau zu stehen! Findet Silke. Alle andern sind von Gitas Idee begeistert. Ein ganzes langes Wochenende nur quatschen, kochen, essen, spazieren gehen … alles ohne ständig den Bauch einzuziehen: Toll!
Freitagnachmittag geht es los. Verflixt! Ich bin es nicht gewöhnt, schwere Teile logistisch sinnvoll im Kofferraum zu verstauen. Warum hilft mir denn keiner?? Ach so! Selbst ist die Frau!
Gitas Schwester kurvt behutsam in die Höhe, und mir wird gar nicht schlecht, wie sonst mit Mann am Steuer. Schon sind wir da! Ruckzuck werden Kaffee und Kuchen aufgetischt. Ein bis zwei Blech pro Person – da herrscht kein Mangel. Gita relaxt zusehends. Nur Frauen – da ist für den Service im Kleinen gesorgt: Decken, abräumen, spülen … Den Service im Großen übernimmt Gitas Mann: Unermüdlich fährt er bergauf und bergab, um Essen, Frauen und frisches Brot heranzukarren.
Allmählich treffen die andern Gäste ein. Fast alle sind um die fünfzig und entsprechend (in)disponiert. Hier schmerzt die Hüfte, dort der Nacken.

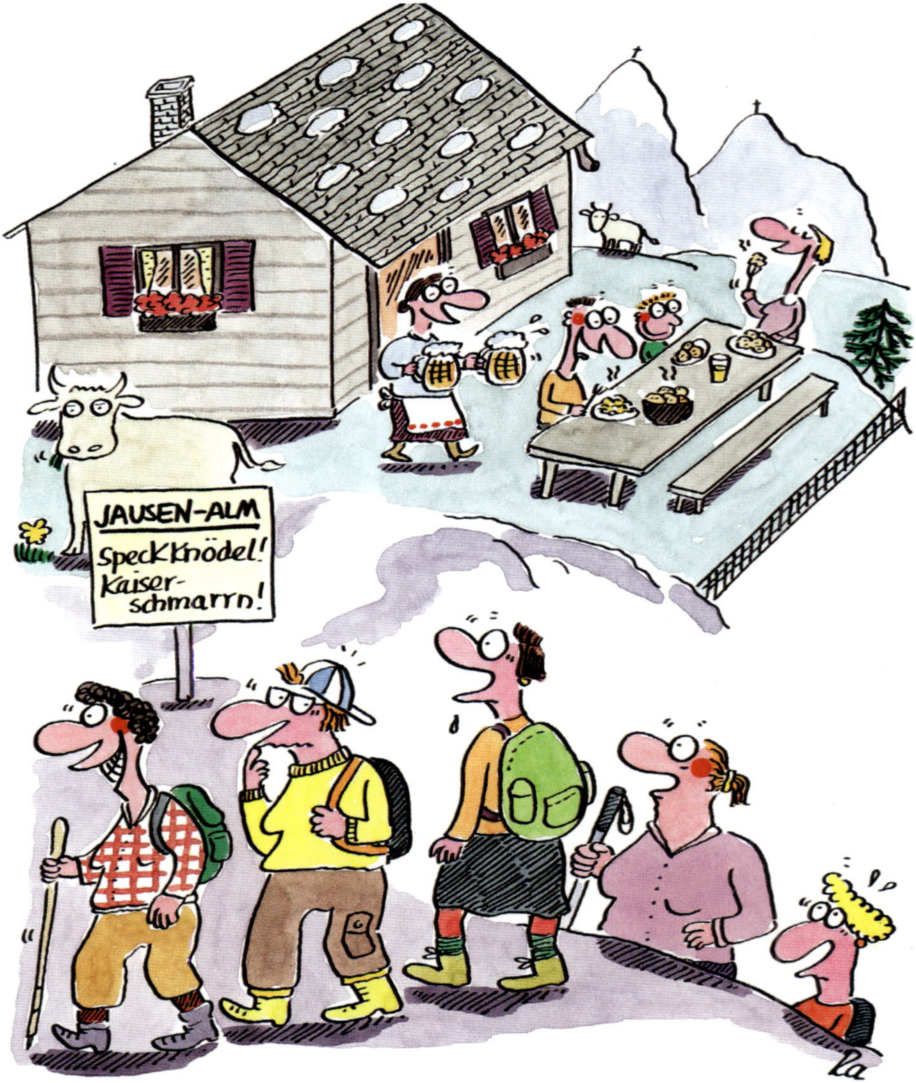

Kurs 0412: Fastenwandern für Fortgeschrittene

Biggi aus Berlin ist auf der Herfahrt vom Hexenschuss ereilt worden und hat sich in Mannheim ein Retourticket gekauft. Die Ärmste! Noch schlimmer Maja, die wegen ihrer Chemotherapie gleich daheim geblieben ist …

Harmlos ist im Vergleich die nachlassende Sehkraft. Ute hat jüngst in Fehmarn ein Gleitsicht-Schnäppchen erworben und übt seit einer Woche. So weit sind noch nicht alle. Verbreitet sind lange Arme, hektisches Wühlen nach der Lesehilfe sowie mehrerer Gestelle übereinander.

Mit all diesen Problemen schlagen sich natürlich auch Männer herum. Und, jawohl, auch Männer werden grau. Sie WERDEN grau. Frauen werden bunt, wie die Bäume im Herbst. Zurzeit geht der Trend in Richtung mehrfarbige Strähnchen.

Was Männer NICHT haben, sind Wechseljahre. Kein großes Thema, hier auf der Hütte. Nur einmal, beim Wandern. Trotz Sonne bläst ein eisiger Wind über die Schwarzwaldwiesen. Hedwig leiht mir ihre dicke Jacke, zieht auch den Pulli noch aus und lässt sich im Unterhemd durchblasen. Wallungen!

Hedwig ist übrigens mein Beamer. Ich habe für den Geburtstag einen kleinen Vortrag vorbereitet, mit Cartoons. Heutzutage verwendet man für so was Laptop plus Beamer. ICH habe die Cartoons auf DIN-A3- Bögen kopiert, und Hedwig hält sie nacheinander in die Höhe. Geht auch!

Apropos Technik. Hier oben gibt es kein Telefon. Da sind Handys natürlich ein Segen. Eine SMS an den Fahrdienst? Jetzt wäre eine Tochter nützlich …!

Gita schreibt ja am liebsten Briefe. Sogar wenn sie Mails verschickt. „Danke für deine lange Mail!“, heißt es dann. Der neuen Technik misstraut sie zunächst: „Mail bitte, ob du meine Mail gekriegt hast!“

Frauenfeindliche Anekdötchen machen ungeniert die Runde …

Um Mitternacht spielen wir „Verstecken im Dunkeln“: Eine versteckt sich, der Rest sucht, und wer das Versteck findet, kriecht mit hinein. Gitas kleine Schwester (47) verschwindet im stockfinstren Keller („Hier findet mich garantiert niemand!“). Noch lange hinterher debattieren wir über die Gefühle beim Herumtasten, Kichern und Gruseln. Zum Glück ist niemand in eine Sense getreten.
Dann gehts ins Bett: Zwanzig Frauen ganz allein im Schwarzwald bei Nacht! Gita schließt sorgfältig die Eingangstüren ab, und Hanna, die draußen noch eine geraucht hat, muss kräftig poltern.
Quatschen beim Essen, quatschen beim Wandern, mit völlig unterschiedlichen Frauen! Silke, die erst am zweiten Tag gekommen ist, findet sofort eine Gleichgesinnte. Man wird in Kontakt bleiben! Schade, dass sie spät in der Nacht noch heimfahren muss. Das, sagt Silke, war das einzig Blöde an diesem Geburtstag!
Sonntagmittag kommen wir vom Abschluss-Spaziergang zurück. Da steht schon ein Ehemann, abholbereit. Hanna und ich ziehen synchron die Sonnenbrille von der Nase. Und den Bauch ein!

Vorsorge

Vertrauen ist gut, Kontrolle ist besser! Freundin B. schwört auf regelmäßigen Body-Check. Sie weiß zum Beispiel genau, dass bei ihr ein Gallenstein von 1,5 Zentimeter auf der Lauer liegt, wo er vielleicht seelenruhig liegen bleibt. Vielleicht auch nicht, und dann weiß sie gleich, was Sache ist!
Und ich? Klar geh ich zur Vorsorge! Jedes Mal wenn ich schwanger bin!
Und natürlich regelmäßig zum Zahnsteinentfernen. Vor-bild-lich!
Seit einer Weile schon soll ich einmal pro Jahr zur Leberfleckkontrolle.

Und auch die Frauenärztin, die jedes Mal, wenn ich – höchst sporadisch – bei ihr aufkreuze, automatisch einen Abstrich macht und den Busen befühlt, fordert neuerdings: Jährlich!
Als ich jüngst meine Sehkraft überprüfen ließ, wurde gleich noch der Augeninnendruck kontrolliert: Kampf dem Grünen Star! Vorerst reicht alle zwei Jahre …
Langsam wirds kompliziert. So ein Jahr ist erstaunlich schnell rum! Schneller als früher, irgendwie … Manchmal muss man ja auch EINFACH SO zum Arzt, weil man was HAT. Verflixt! Das bringt den Rhythmus durcheinander! Zu allem Überfluss sollst du auch noch regelmäßig deine Impfungen auffrischen, gegen Influenza und Zecken vorsorgen und dich mammographieren und darmspiegeln lassen.
Ich fürchte, ich brauch einen extra Kalender … Genau! Da trage ich gleich noch Dinge ein wie „Gastherme reinigen!", „Fahrrad-Inspektion!" und „Auto zum TÜV!". – Und: „Neuen Kalender kaufen!"

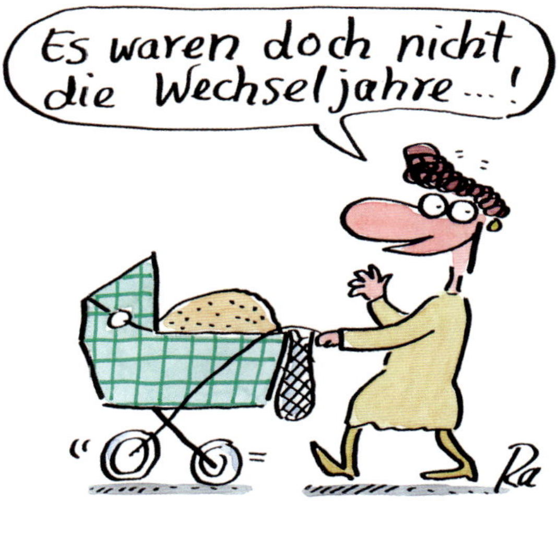

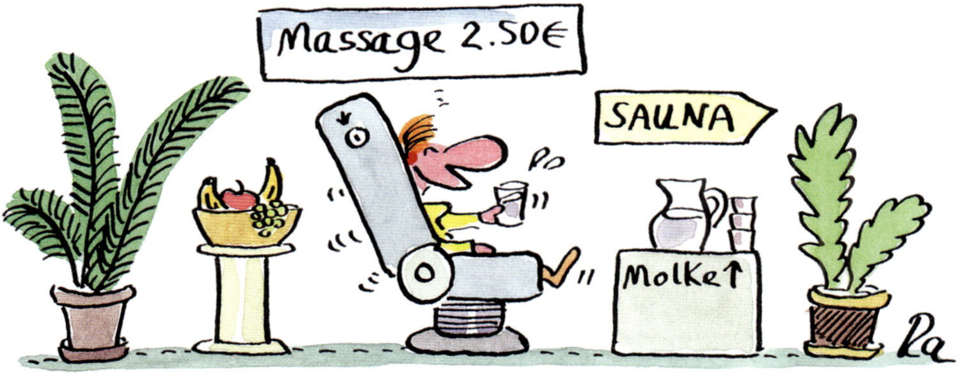

Fitnesscenter

„Wenn man mit über vierzig morgens aufwacht und es tut einem nichts weh“, las ich in einer Frauenzeitschrift, „dann ist man tot.“ Ich war dermaßen empört (weil es stimmte!), dass ich mich umgehend in einem Fitnesscenter für Frauen anmeldete.

Das Schönste am Frauen-FC ist die Dekoration, die alle Vierteljahr wechselt. Gerade hängen in Umkleideraum und Treppenhaus Objekte aus Holz und Pappmaché, leuchtend bunt, geringelt und getupft. Sehr hübsch! Klasse fand ich auch die dicken Frauen aus weißem Bimsstein. Wir fühlten uns alle enorm schlank. Eine schöne Zeit! Nervig fand ich nur die Duftkerzen um Weihnachten rum. Vanille!

Weil ich ein mäßiger Mensch bin, absolviere ich bloß ein kleines Programm: Die Strampelgeräte lasse ich aus, sonst krieg ich Schmerzen im Knie. Außerdem kommt man ins Schwitzen. (Mäßige Menschen mögen das nicht.) Die Gewichte wähle ich moderat – beim „Butterfly“ zieh ich den Stöpsel ganz heraus! –, und dann drücke und ziehe ich gemütlich vor mich hin. Sonst krieg ichs in den Ellbogen!

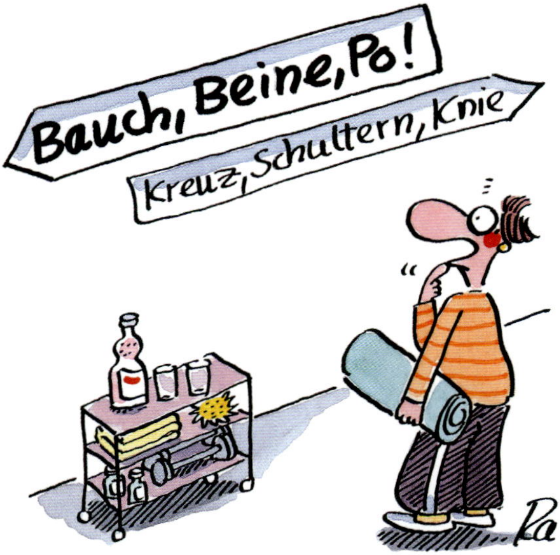

Manchmal bin ich geschockt, wenn ich sehe, was die Frau vor mir gedrückt und gezogen hat, aber wer weiß, was DER jetzt alles wehtut!
Mein Orthopäde sagt: Viele Patienten besuchen das Fitnesscenter, weil sie Beschwerden haben. Dann haben sie Beschwerden, WEIL sie ins FC gehen. Sehr ermutigend, der Mann!
Manche Geräte lasse ich aus. Zum Beispiel diese Kante, über die man den Oberkörper hängt, und dann: rauf, runter, rauf! Eindeutig was für Leute OHNE Beschwerden!
Inzwischen komme ich richtig gern. Man hat gute Ideen, wenn man so vor sich hinfuddelt. Früher lief gediegene Musik. Andrea Boticelli und so. Sie wissen schon: Dieser blinde Tenor! Leider ist der CD-Spieler kaputt. Jetzt gibts nur noch Radio mit Quasselwerbung. Das ist natürlich ein Abstieg.
Wer will, kann auch die Sauna benutzen, aber Schwitzen ist nicht so mein Ding. Das sagte ich schon. Außerdem kostet es extra.
Eiwei! Langsam spür ich mein Kreuz vom Schreiben. Und ein Ziepen im rechten Handgelenk. Überhaupt sollte ich beruflich ganz was andres machen! Zum Beispiel Objekte basteln …
Genau!! Aus Bimsstein und Pappmaché.

Schlechter hören

Das Gute ist: Du kannst über völlig blöde Sachen schreiben – und plötzlich hast du deinen Spaß dran! Zum Beispiel über ... Warzen. Ja, Warzen sind gut! Schon das Wort ist irgendwie klasse.

Selbst ein ganz und gar rationaler Mensch (erzrational? stinkrational??), tut, wenn er Warzen hat, Dinge, von denen er sonst nicht einmal träumt. Ich wette, jeder normale Durchschnittsdeutsche kennt locker drei bis vier ominöse Prozeduren!

Meine Hautärztin, Frau Chang, Schulmedizinerin mit einer gehörigen Portion Zweckpessimismus („Können Sie ausprobieren, hilft aber nichts!"), gab mir eine Tüte getrocknetes Moos mit nach Hause. Daraus sollte ich kleine Kegel drehen und auf der Fußsohle verbrennen („bis es zu heiß wird"). Es half tatsächlich nichts. Später gingen die Warzen von allein weg.

Mir gefällt es, wie Frau Chang in gebrochenem Deutsch skeptisch vor sich hinmurmelt. Gelegentlich lasse ich meine Leberflecken von ihr begutachten. Dann behauptet sie schadenfroh, es seien „Altersflecken".

Schlimmer als Warzen finde ich meine Tendenz zur Schwerhörigkeit. Seit gestern haben wir ein Telefon mit neuem Klingelton. Klingeln kann man das ja nicht nennen. Das letzte Telefon hat wenigstens noch gedüdelt, dieses zirpt nur noch. Im Nebenraum, bei geschlossener Tür, höre ich NIX. Dabei bin ich fast noch im besten Alter! –

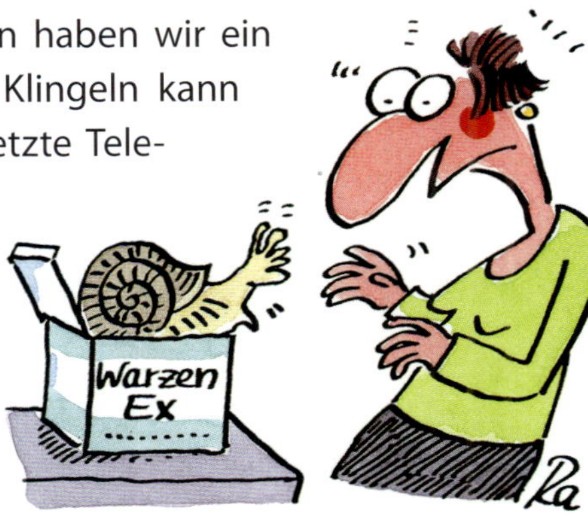

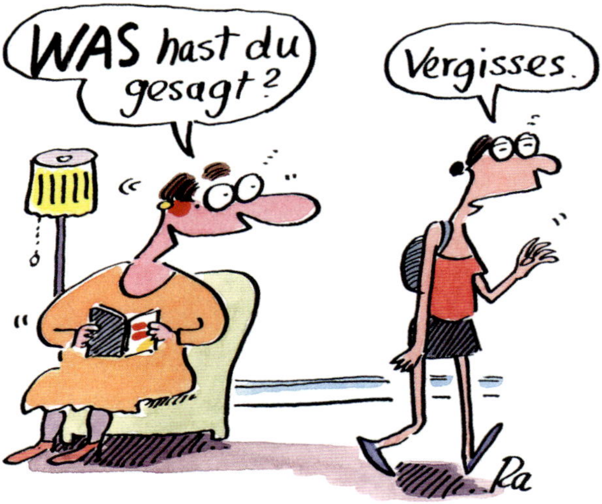

Mist. Trotz munteren Schreibens finde ich dieses Thema gar nicht witzig! Gegen Schwerhörigkeit hilft auch kein obskures Mittel, in der Art, dass man sein Ohr bei Vollmond … Oder doch! Neulich hab ich gelesen, das billigste (effektive!) Hörgerät sei eine leere Plastikhülse, die man sich hinters Ohr steckt! Die Leute sehen das und reden automatisch lauter. Genial!

Ich fürchte nur, dass pubertierenden Söhnen die Plastikhülse hinter Mutters Ohr grad am Dings vorbeigeht …

Evolution

Tiere (auch die Weibchen) sind bis ans Ende ihres Lebens fruchtbar, bzw. sterben gleich nach erfolgter Reproduktion. Das Phänomen der Menopause, also das Weiterleben-nach-der-Fruchtbarkeit gibt es nur bei uns Menschen! Wie kommts??

Beim Rumgoogeln stoße ich gleich mehrfach auf die so genannte

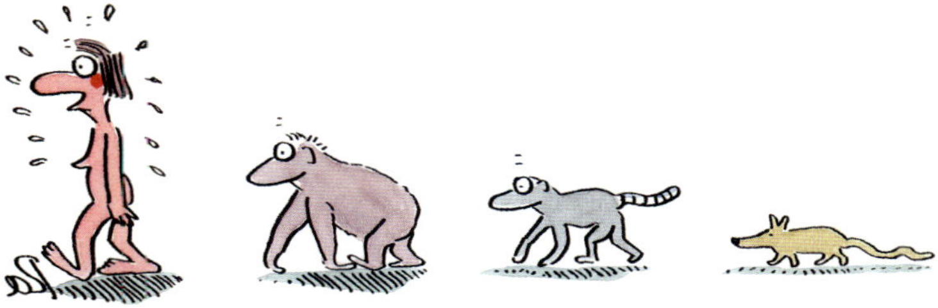

„Großmutterhypothese“. Menschliche Babys brauchen ja eine besonders lange und intensive Betüdelung. Darum ist es von Vorteil, wenn der Mutter eine Großmutter zur Seite steht, die selbst nicht mehr durch eigene Babys gehandikapt ist. Die kocht und macht und hütet die restlichen Enkel. Das tut sie – ganz link! – natürlich nur, um die eigenen Gene möglichst zahlreich in künftige Generationen zu schleusen …
Der „Oma-Effekt“ ist sogar wissenschaftlich belegt: Eine Finnin hat Hunderte von Lebensdaten aus dem 18. und 19. Jahrhundert ausgewertet und festgestellt, dass eine noch halbwegs junge Großmutter im eigenen Haushalt die Überlebensrate der Enkel um zwölf Prozent steigert! Ganz schön raffiniert, diese Omas!

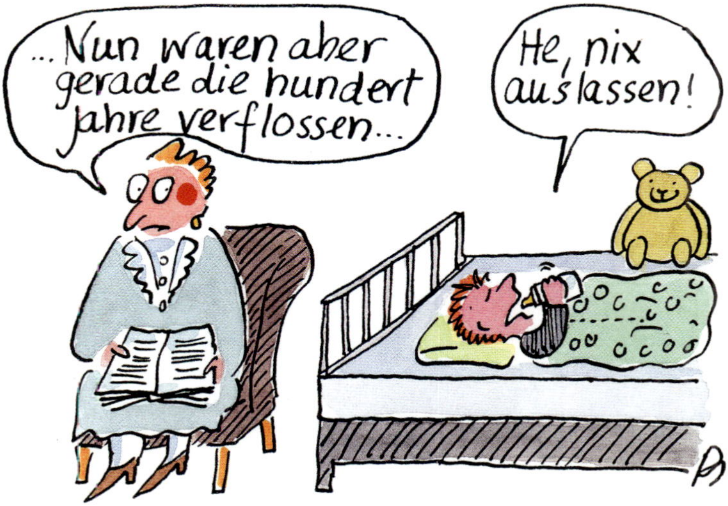
... Nun waren aber gerade die hundert Jahre verflossen...
He, nix auslassen!

Gynäkologie

Heute trinke ich Kaffee mit Harry Kluge, einem leibhaftigen Frauenarzt, und das kam so:
Vor einem Jahr traf ich Harry auf dem Fest einer gemeinsamen Freundin. Die Volkshochschule, erzählte er, hatte ihn für eine Podiumsdiskussion zum Thema Wechseljahre engagiert. Die Ankündigung im VHS-Programm war mit folgendem Cartoon garniert:

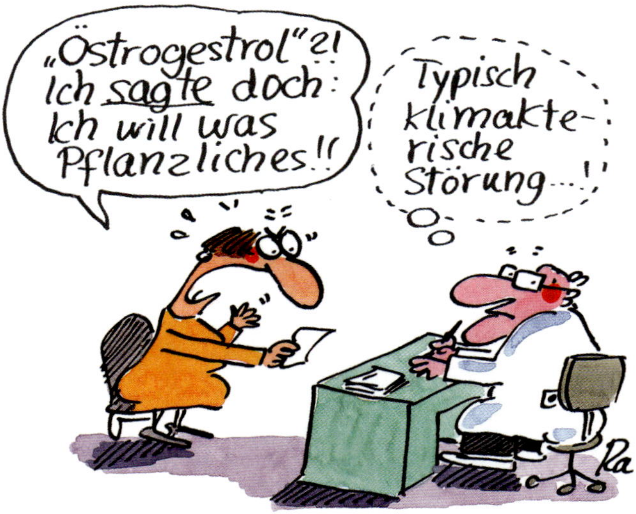
„Östrogestrol"?! Ich sagte doch: Ich will was Pflanzliches!!
Typisch klimakterische Störung...!
Ra

Ärzte als engstirnige Hormonverfechter?! Harry war ziemlich erbost. Was er nicht wusste: Der Cartoon war von mir!
Die Zeichnung war schon älteren Datums und vielleicht nicht mehr topaktuell. Harry jedenfalls fühlte sich grob verunglimpft! Ich versprach ihm, die Frauenarzt-Thematik in Zukunft differenzierter zu beleuchten …

Darum sitzen wir hier, ein Jahr später, im Café bei Kakao und Latte macchiato. Doch! Ich verstehe, warum man ausgerechnet IHN (allein unter siebzig Frauen!) zu dieser Veranstaltung geladen hat: Harry ist NETT. Wäre er eine Frau, ich käme sofort zur Vorsorge!
Harry liebt seinen Beruf, er liebt die Thematik, und im Nu hat er mehrere Zettel gefüllt mit Tabellen, Hormonkurven und skizzierten Eierstöcken. Endlich weiß ich genau, was da in meinem Körper herumkurvt und nicht mehr richtig die Kurve kriegt …
Früher, sagt Harry, waren Frauenärzte tatsächlich „echte Brocken". Heute sind sie zur Hälfte weiblich, und wenn sie Hormone verschreiben, dann nur noch zum Wohle der Frau und nicht mehr zum Wohl der Pharma-Industrie. Überhaupt stecken Ärzte und Pharma nicht mehr wie früher unter einer Decke, sondern hauen sich gegenseitig die Köpfe ein. Das hört man gern!
Was mich persönlich besonders interessiert: WIE lange dauert im Schnitt die nervige Phase …? Zwei Jahre? Das geht ja noch … Allerdings gibt es auch die Frau über siebzig, die sich immer noch regelmäßig ihre Spritze abholt, weil sie klimaktär am Anschlag ist. Schluck …!
Von den „Wechseljahren des Mannes" hält Harry wenig. ER merkt jedenfalls nichts. Allerdings kenne ich außer ihm keinen (erwachsenen) Menschen, der sich in so kurzer Zeit dermaßen verändert hat!
Als ich Harry vor fünf Jahren kennen lernte, war er bärtig und korpulent, Marke freundlicher Bär. Plötzlich kreuzte er auf, völlig verändert: bartlos, schlank und sportlich! Ich traute meinen Augen kaum! Eine Patientin, die zu ihm ins Sprechzimmer kam, hielt ihn für den Vertretungsarzt: „Eigentlich wollte ich zu Doktor Kluge …"
Wechseljahre sind das natürlich nicht. Im Gegenteil! Bei Frauen läuft das umgekehrt: Bisher glatt und schlank, neigen sie plötzlich zur Korpulenz und zu einer gewissen Bärtigkeit …

Den rundum erneuerten Harry könnte man sofort problemlos als Fernseharzt zum Einsatz bringen („Doktor Kluge, übernehmen Sie!")! Und in Folge 37 stellt sich vermutlich heraus, dass die klimaktäre Siebzigerin nur simuliert, um sich an den smarten Doktor heranzumachen …
Armer Harry!

Dauerlauf

In meinem Alter spaltet sich die deutsche Bevölkerung in zwei Hälften: Die eine trainiert auf Marathon, die andere walkt mit Skistöcken durch den Wald. Die Stöckler treten meist in Gruppen auf, weil es extrem peinlich ist, als Einzel-Walker normalen Spaziergängern zu begegnen. Oder gar einem Marathonläufer. Zurzeit wuselt es hier nur so davon! Ende des Monats steht nämlich DER Mega-Event ins Haus: STADT-MARATHON!!
Im Lokalteil wird derzeit heftig gestritten, ob die Sache dem Allgemeinwohl dient und der Volksgesundheit oder ob das Ganze eine elitäre Angelegenheit ist, an der sich womöglich jemand eine goldene Nase verdient?!
Unser Stadtteil-Apotheker ist schon seit Wochen ganz aus dem Häuschen, weil sein Geschäft an der Strecke liegt, genau an dem Punkt, wo man die Leute noch mal richtig anfeuern muss, damit sie nicht umkippen.
Er selbst läuft erst den so genannten Halbmarathon. Danach erscheint er frisch geduscht vor der Apotheke, wo er über gesundes Laufen informiert und zwischendurch mit seiner Jazzband musiziert. Davon profitiert die Allgemeinheit und vielleicht auch ein bisschen seine Nase. Das geht in Ordnung!

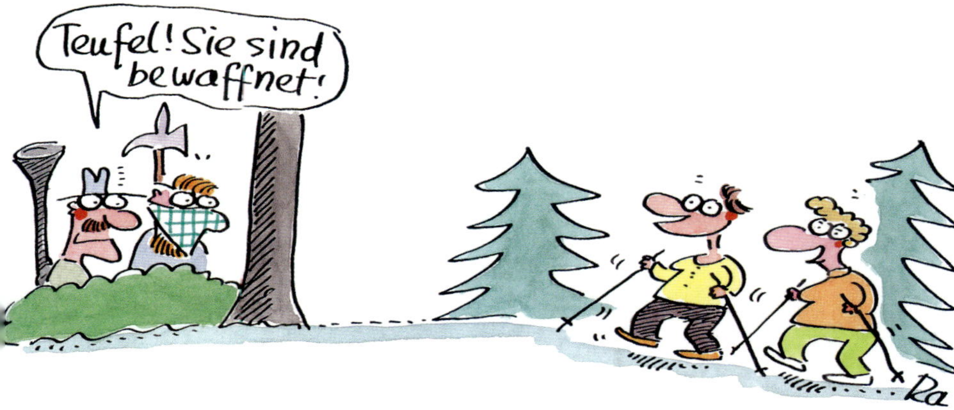

Ich selbst bin leider völlig unsportlich. Darum freut mich die Meldung „Software für Marathonläufer“: Bei Eingabe persönlicher Daten berechnet das Programm genau, „wie lange Sie für einen Marathon brauchen (würden)“.
Famos! Da spart man sich glatt die ganze Rennerei! – Bei mir behauptet der Computer bestimmt: „Nach 100 Metern Aufgabe wegen Seitenstechens.“ Oder: „Vor der Apotheke umgekippt!“

Austausch

Das Thema Wechseljahre ist ja zum Glück nicht mehr tabu. Wirklich Smalltalk-geeignet ist es allerdings auch nicht … Dabei heißt es, der Austausch mit andern Frauen sei ungemein wichtig, um erfolgreich die Wechselzeit zu durchschiffen! Genauso wichtig wie die drei andern „Basics“: Bewegung, gesunde Ernährung und: „No stress!“
Das FMGZ (Frauenundmädchengesundheitszentrum) organisiert deshalb regelmäßige Treffen, wo wir uns bei Keksen, Kerzenschein und Lebertee gemütlich informieren und austauschen können.

Wer sich abends nicht mehr so gern in Bewegung setzt und außerdem – Leber hin oder her – ein Gläschen Rotwein bevorzugt, kann übrigens auch zu Hause für Austausch sorgen: Im Internet! Kerze anzünden und schon gehts los!

Obwohl erst 48, begebe ich mich ganz forsch ins Forum 50+ einer bekannten Frauenzeitschrift. Und stoße prompt auf weitere falsche Fuffziger: Bine Z., 49 (alle Namen geändert), gibt unumwunden zu, dass sie nur mal kurz „reinblinzeln" und „Üfüs anschauen" will. Eine gewisse Aloe fragt neugierig „Fünfzig – wie ist das??" Und Butterblume erkundigt sich nach Möglichkeiten, stilvoll den Fünfzigsten zu begehen, wenn dieser ausgerechnet in den November fällt. Unbefriedigend!

Jetzt suche ich gezielt einen Tummelplatz zum Thema Wechseljahre. Und: Jawohl! Im „Rapidforum" geht es rapid zur Sache! Hier herrscht ein Wallen und Schwitzen, ein Jammern und Trösten, dass man sich sofort zu Hause fühlt. Unglaublich die Vielfalt der Symptome! Und alles emotional ausgeschmückt mit zähnefletschenden Smileys und entsetzten Glupschgesichtern!

Eine typische Sequenz: Mona schildert ihr Problem, der Chor stimmt ein (jawohl, Lillifee hat auch „abosult" die Nase voll ☹☹☹), es folgen diverse praktische Tipps (Mönchspfeffer, Salbei-Eis!), und irgendwann kommt die Wende: Bloß keine Panik! Alles nicht so wichtig nehmen. Geht ja wieder vorbei!! … Allgemeine Zustimmung. Erleichterung macht sich breit. Schön! …

Doch hupps! Was muss ich lesen? Alles Psycho, behauptet plötzlich eine gewisse Margot! Wechseljahrbeschwerden, sagt sie, gibts nur bei Frauen, die ihr Leben auch sonst nicht im Griff haben. Die zelebrieren ihr Gejammer bloß, um Mitleid zu scheffeln. Oder um „dem Gatten eins auszuwischen"! …

Uiuiui! Neulich habe ich ein Wort gelesen für so was: „stutenbissig"!

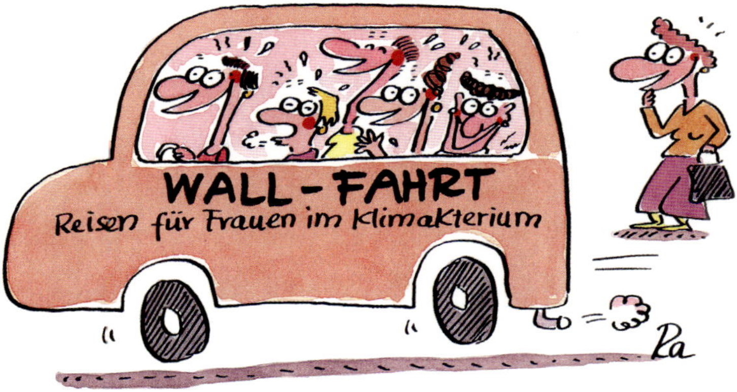

Oder hat sich da gar ein heimlicher Hengst eingeschlichen, um das Forum etwas aufzumischen …?? Jetzt wird jedenfalls zurückgeschnappt und mit den Hufen gekickt. Foren SIND zum Jammern da, bitte schön! Wo man sich sonst schon ständig zusammenreißt!!!!! Kurz staubt es kräftig, Funken sprühen, es wiehert und schnaubt, doch ebenso schnell beruhigt sich die Herde wieder: Margot lenkt ein, hats nicht so gemeint, frau zeigt Verständnis, der erste Smiley taucht auf, und bald grasen alle wieder gemeinsam in schönstem Frieden auf 1367.rapidforum.com/area=3!
So ists recht, ihr Lieben. Bloß kein Stress!

Durchgeknallt?

Silvia hat ein anderes Problem, wie sie mir gesteht: Sie merkt hormonmäßig mal wieder GAR NIX. Wie üblich! Schon in der Pubertät: Das Leben geht einfach weiter wie zuvor! Die Freundin erzählt von heftigen Fights mit den Eltern, knallenden Türen, tagelangem Blues ….
Silvia dagegen: NIX.

Als sie fünfzehn Jahre später schwanger wird, freut sie sich: JETZT kommts bestimmt: Kotzerei! Heißhunger-Attacken! Animalische Irrationalität! Hat sie nicht tatsächlich Appetit auf dieses glibbrige Geleezeug mit Pute und Ananas? Sie hat! Aber der „Südseetraum" war, ehrlich gesagt, schon immer ihr Lieblingsaufschnitt …
Kurz und gut: WIEDER NIX! Silvia wird einfach rund, kriegt ein Kind und fertig. Der Akt des Gebärens ist natürlich ein gewisser Event, von dem sie zehren kann, aber das passiert ihr genau zweimal im Leben, und die meisten Mit-Mütter erzählen viel krassere Storys.
Silvia beneidet all die „richtigen" Frauen, die mitten im Einkaufsbummel schmerzhaft zusammenzucken, weil sie gerade der Eisprung ereilt und die den ersten Zyklustag mit Wärmflasche auf dem Sofa verbringen. Silvia, heißt es dann, soll doch froh sein, dass sie nicht so von der weiblichen Natur gebeutelt wird!
Dabei würde sie liebend gern zum Beispiel mit Kollegin B. tauschen: Der haben sie damals zum Geburtstag ein Ansteckschild gebastelt: „Nicht ansprechen! Prämenstruiert gerade!"

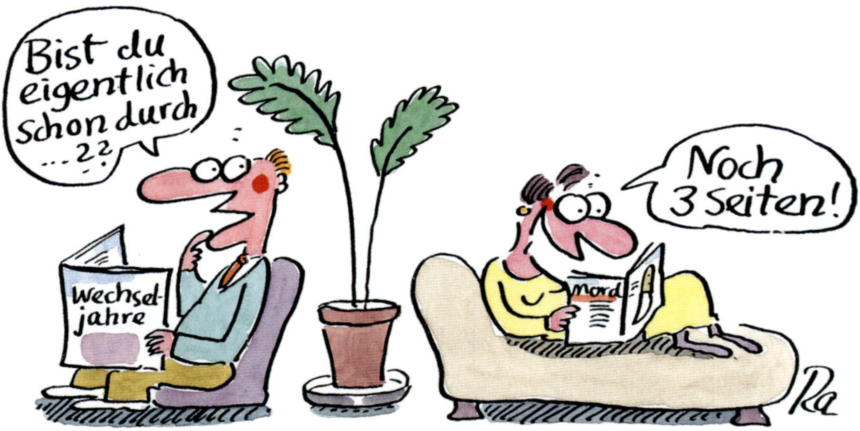

Jetzt spekuliert sie auf die Wechseljahre. Recherchiert extra im Internet, mit was sie alles rechnen darf: Durch den zunehmenden Östrogenmangel, liest sie, gerät das Gehirn in eine Art Alarmzustand, wodurch Gefühlshaushalt und Temperaturregulierung heftig durcheinander geraten. Schick!

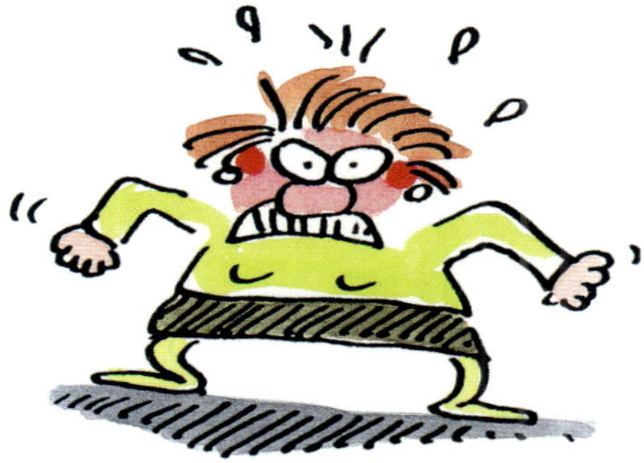

Großes Vorbild ist ihr dabei Freundin Ingrid, die bei einer Aktion der Schulelternkonferenz im Rathaus völlig unmotiviert in Schweiß und Tränen ausbrach, vor versammeltem Gemeinderat. Ausgerechnet Ingrid, die Taffe! Inzwischen ist sie wieder ganz die Alte (wenn nicht noch taffer), aber die Geschichte macht bestimmt noch jahrelang die Runde …

Neulich in einer schwülen Sommernacht wacht Silvia auf, und ihr ist tatsächlich ZIEMLICH heiß. Als sie jedoch den naß geschwitzten Mann im Nebenbett erblickt, relativiert sich das.

Übrigens, beschwert sie sich: Derselbe Mann stiehlt ihr auch in puncto Gefühlsschwankungen eindeutig die Show. Seine Ups und Downs stürzen sie natürlich ihrerseits in seelische Turbulenzen, aber das zählt dann nicht als klimaktär, sondern gehört sich so, für die mitfühlende Ehefrau.

Dabei will sie endlich auch mal das Recht haben, sich gehen zu lassen. Endlich auch mal ausrasten! Verantwortung und Kontrolle von sich werfen!! Sämtliche Sicherungen knallen lassen, mit Genuss!!!

Richtig heftig wird sie heute. Geradezu ein bisschen hysterisch!

Was hat sie bloß??

Weise

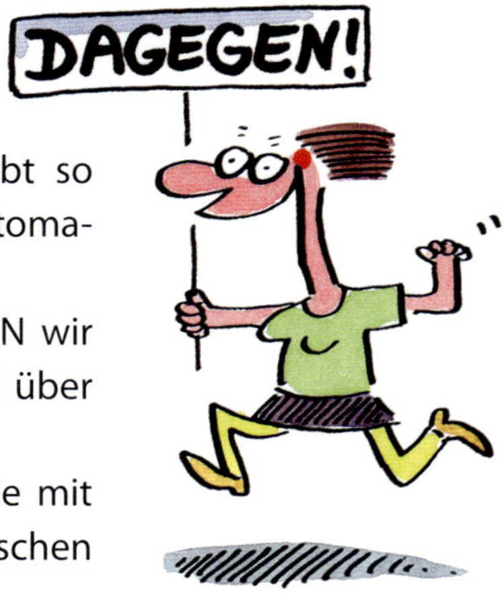

Allein vom Östrogenrückgang, schreibt so ein Spielverderber, wird man nicht automatisch weise. Geschenkt!
Die Frage ist: Weise werden – WOLLEN wir das? Erfahren, abgeklärt, emotionsfrei über den Dingen schwebend …??
Ältere Menschen kokettieren ja gerade mit ihrer Emotionalität und damit, „kein bisschen weise" zu sein!
Elke Heidenreich, Anfang sechzig, schreibt explizit: Je älter sie wird, desto mehr ärgert sie sich! Über Portogebühren, unpünktliche Züge und Literaturbanausen, die Dr. Dolittle hartnäckig mit zwei oo schreiben: „Ich bin für Zorn und Protest!"
Früher, okay, protestierten wir alle: Gegen Atomkraftwerke, gegen Luftverschmutzer und gegen die Rüstungsindustrie. Gegen die Amerikaner, die Kirche und die CDU.

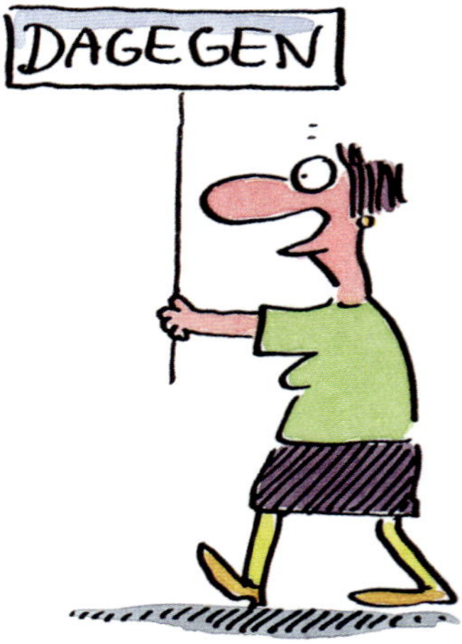

Die Kompromisslosigkeit lässt inzwischen nach. Unsre Tochter weilt in den USA, ich singe jeden Dienstag im Kirchenchor, und neulich traf ich im Wald einen uralten CDU-Politiker am Krückstock. Er grüßte freundlich, und ich grüßte zurück, statt ihm seine Nazi-Vergangenheit um die Ohren zu hauen … Und was die Umwelt angeht: Kaputte Socken schmeiße ich neuerdings einfach weg, statt sie zu flicken. Weisheit? Bequemlichkeit? Oder nachlassende Sehkraft …?

Die Jugend ist schon genauso schlimm! Wie eine neue Studie ans Licht bringt, interessiert sie sich inzwischen mehr für Mode und Kosmetik als für die Umwelt.

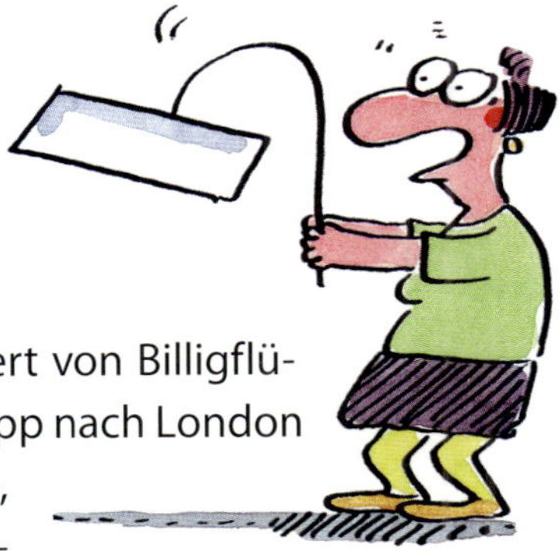

Und – Geiz ist geil! – alle Welt profitiert von Billigflügen und genehmigt sich einen Kurztripp nach London oder Rom. Sogar die Waldorfschule, höre ich, geht per Flugzeug auf Klassenreise, weil es nur einen Bruchteil der Bahnfahrt kostet!
Ein grüner Politiker gab neulich in „Ökotest" ein Interview zum Thema Vielfliegerei: Grüne Wähler, gab er zu, seien nun mal „ein reiselustiges Völkchen". Aber so was sei schließlich Privatsache … Vermutlich ein weiser Standpunkt!

Yoga und Co.!

Statt über Wechseljahre, sagt mein Verleger, könne ich auch ein Buch zum Thema „Fitness" machen. Guter Witz! Ich!! Die Unfitteste im ganzen Fitnesscenter!
Dabei kann niemand behaupten, dass ich mich nicht bemühe! Yoga zum Beispiel habe ich damals anlässlich meiner letzten Schwangerschaft belegt. Wir übten entweder bei Fenster-Auf und röhrendem Straßenlärm oder bei Fenster-Zu. Dann kippten wir vom Sauerstoffmangel reihenweise aus den Latschen. Keine schöne Erinnerung. Auch läuft Nachbarin D., trotz Yoga, regelmäßig mit einer festgeschnallten Wärmflasche im Kreuz herum. Das demotiviert!
Ein paar Wochen lang ging ich jeden Montag zwei Häuser weiter zur

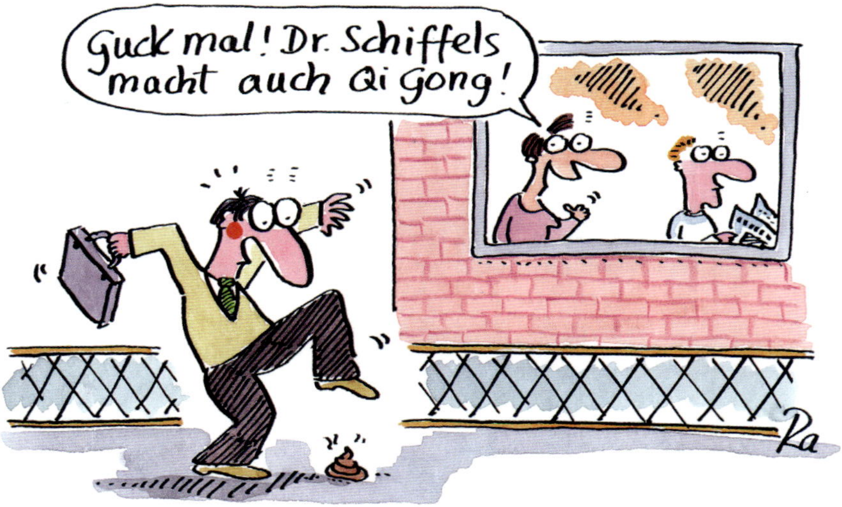

Alexander-Technik. Ich lag gemütlich auf der Streckbank, während Mechthild an meinen Extremitäten hantierte …

Und – jawohl! – gewalkt bin ich auch schon, mit meiner Gesangslehrerin! Wir haben dann aber lieber Duett gesungen.

Letztes Frühjahr verfiel ich auf Qi Gong. Schön meditativ, was für Faule! Der Kurs fand in einem katholischen Altersheim statt, außer mir nahmen noch zwei Rentner und ein Biologiestudent teil. „Der Kranich lässt seine Flügel hängen", und so. Wäre echt nett gewesen, wenn ichs nicht ständig im Kreuz gehabt hätte!

Gestern schließlich zum ersten Mal: Pilates! Plötzlich soll ich (auch beim Einatmen!!) den Bauch einziehen! Ganz scheußlich! Vor lauter Brustatmung fing ich an zu hyperventilieren …

Der neueste Schrei ist übrigens „Gyrotonic". Macht Madonna für ihre Muckis! Und die ist auch nicht mehr die Jüngste …

He! Vielleicht klappt es ja doch noch, mit meinem FITNESSBUCH …!?

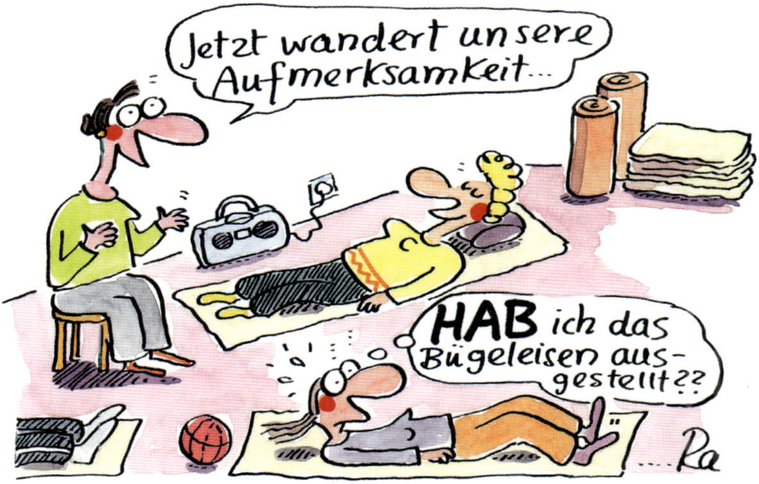
Jetzt wandert unsere Aufmerksamkeit...
HAB ich das Bügeleisen ausgestellt??
Ra

Erotik

40+-Blätter haben mich bislang eher abgetörnt: Edle Naturmaterialien, dezentes Make-up, gepflegte Bildung, gepflegte Langeweile … Dazu Mittel gegen Pigmentflecken, erschlaffte Hautpartien und Haarausfall. Diese geballte Ladung von Osteoporose und Altersweitsicht schlägt mir aufs Gemüt! Außerdem vermisse ich den üblichen Firlefanz: Kreuzworträtsel und Horoskop, Psychotests, Sammelrezepte und alberne Basteltipps ….

Heute kaufe ich trotzdem ein Exemplar. Und: Jawohl! Die Redaktion hat offenbar kapiert, dass die Lust auf prickelnde Themen jenseits der vierzig keinesfalls abnimmt. Im Gegenteil!

Gleich zu Anfang präsentiert man uns die lebenslustige Modefrau Vivienne Westwood (63), die sich einen 25 Jahre jüngeren, bisexuellen Ehemann geangelt hat. Genau! Das machen wir auch! Am besten

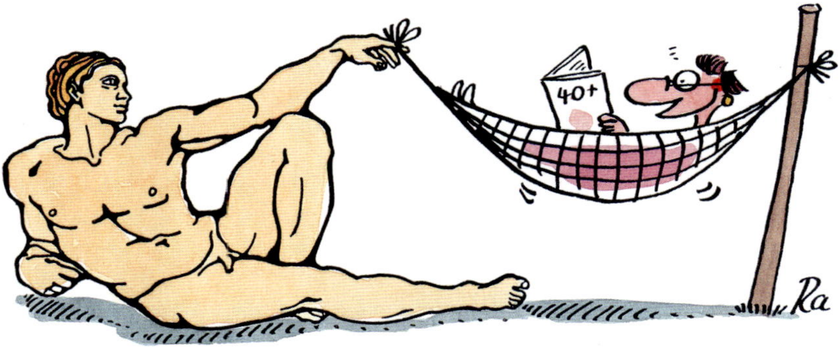

als „heiße Entführungsgeschichte", wie bei Paul Coelho und seiner Frau: „Ihre Liebe fing an wie ein Krimi!"
Das Thema „Brille" („Tragen Sie's mit Fassung!") dämpft vorübergehend die Stimmung, da hilft auch kein Tralala von wegen: „Die neue Transparenz passt wunderbar zu Pastelltönen und romantischer Mode …" Blödsinn! Brillen sind niemals romantisch! Und GRUNDSÄTZLICH transparent! Sonst sieht man ja nix.
Dafür verrät gleich der nächste Beitrag: So manche Brillenträgerin hat es insgeheim FAUSTDICK hinter den Ohren! Britta M., biedere Grundschullehrerin Ende vierzig (verheiratet, zwei Söhne), täuscht regelmäßigen Volkshochschulbesuch vor und trifft sich stattdessen mit einem Kollegen zu S&M-Spielchen. Das nötige Material kauft sie – ganz bieder – vorher im Baumarkt!
Damit die sinnliche Stimmung anhält, folgt ein Bericht über die unzensierte Neufassung der Märchen aus Tausendundeiner Nacht: WIE heißt es im Originaltext, wenn die Frau des Königs einem Sklaven „freimütig ihr Antlitz zeigt" …??
Leider geht es gleich anschließend um „Homöosiniatrie gegen Knie-

beschwerden", umrahmt von Reklame für Beckenbodentrainer, Vitalkapseln und bequemes Schuhwerk.

Gemein: Hier die Werbung für erotische Kräuterbutter (schmelz!!), zwei Seiten später für cholesterinfreie Sojamilch! Dem Bericht „Schokolade aus der Toskana!" (klasse Fotos!) folgt gnadenlos: „Die Molke machts!". Und GANZ FIES: Links „Kulinarische Wochen auf Fischland-Darß-Zingst", rechts das „moderne Abführmittel Dulcolax" …!!

Zum Trost blätter ich jetzt in „Junges Fräulein", dem Teeny-Blatt der Töchter: „Teste dein Sex-Know-how!", heißt es dort, „Handyhüllen, schnell gefilzt!", „4x lecker Pizza!" und natürlich: „First Beauty, Anti-Pickelcreme mit Schimmereffekt"!

Voll erotisch!!

Es wallt!

„Wechseljahre", meint die jüngste Tochter, „ist ja so was wie Pubertät rückwärts." Stimmt! Und beide Lebensphasen zeichnen sich aus durch eine gewisse Tendenz zur Hitzigkeit …

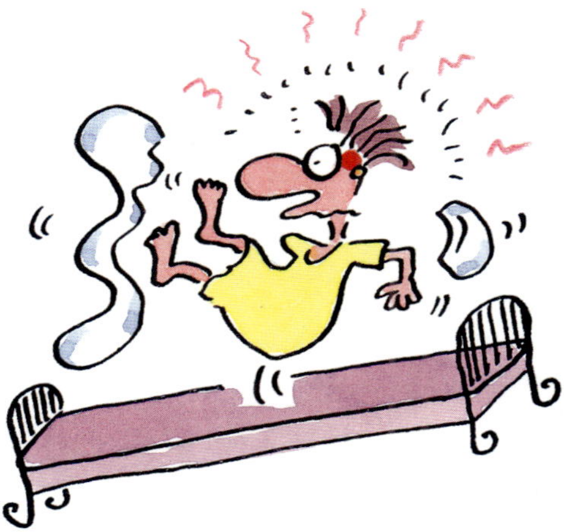

Fast drei Monate lang habe ich keine Menstruation, und in dieser Zeit erlebe ich ein paar wirklich hübsche Symptome: Hitzeschübe, Genervtheit und extralausige Nächte. Ich Glückspilz! Weil ich gerade dieses Buch schreibe, kommt mir das sehr zupass! Ich bin im Bilde!

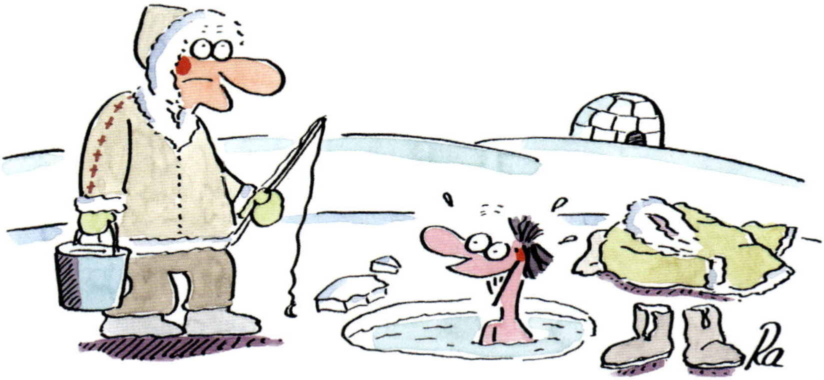

Vor Jahren traf ich eine Bekannte, in der Stadt vorm Kaufhof.
– Sie : Und …? Was treibst du so?
– Ich: Ich suche einen Frottee-Schlafanzug.
– Sie: Frottee-Schlafanzüge brauch ich zurzeit KEINE! …
Jetzt reiße ich selber nachts das Fenster auf, was ich sonst auf den Tod nicht leiden kann. Faszinierend! Ich fühle mich wie ein Forscher im Selbstversuch! Wie läuft das: Welche seelische Befindlichkeit führt zur Hitzewelle? Tagsüber? Nachts? Kann ich AKTIV eine auslösen? So wie in Stillzeiten das Einschießen der Milch??
Doch ach! Die Wallerei lässt nach, hört gänzlich auf, es geht zwei, drei Wochen, und plötzlich krieg ich meine Tage … Oh NEEE, du!! Schluss! Aus! SO wird das nix mit der Forscherei!
Ich werfe das Frottee-Handtuch!!
(Nächste Runde!)

Nachtrag

Die Sache mit Sophia Loren hat sich geklärt! Zum 70. Geburtstag verriet sie heute in der BZ ihr „Geheimnis ewiger Jugend und Schönheit". Insgesamt sind es sieben Punkte wie: „ Jeden Abend um 21 Uhr ins Bett!" und „Keine gebackenen Auberginen!"
Von Hormonen kein Wort!
Mittags kam zum Glück die neue ZEIT und titelte: „Ende des Jugendwahns!" Gott sei Dank! Das mit den Auberginen lag mir schon im Magen.

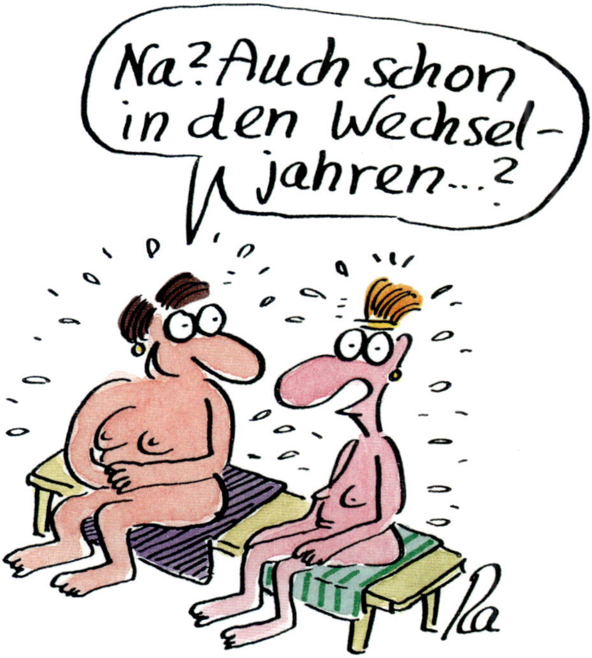